怀孕一天一页

全国妇幼保健全巡讲专家

妇产专家**范丽梅**◎主编

U0389456

吉林科学技术出版社

图书在版编目（CIP）数据

怀孕一天一页 / 范丽梅主编. -- 长春 ： 吉林科学
技术出版社，2017.11
ISBN 978-7-5578-1931-6

Ⅰ．①怀… Ⅱ．①范… Ⅲ．①妊娠期－妇幼保健－基
本知识 Ⅳ．①R715.3

中国版本图书馆CIP数据核字（2017）第059433号

怀孕一天一页

HUAIYUN YI TIAN YI YE

主　　编　范丽梅
出 版 人　李　梁
责任编辑　孟　波　端金香　穆思蒙
封面设计　长春创意广告图文制作有限责任公司
制　　版　长春创意广告图文制作有限责任公司
开　　本　710 mm×1000 mm　1/16
字　　数　240千字
印　　张　17
印　　数　1-7 000册
版　　次　2017年11月第1版
印　　次　2017年11月第1次印刷

出　　版　吉林科学技术出版社
发　　行　吉林科学技术出版社
地　　址　长春市人民大街4646号
邮　　编　130021
发行部电话/传真　0431-85635176　85651759
　　　　　　　　　　　　　85635177　85651628
　　　　　　　　　　　　　85652585
储运部电话　0431-86059116
编辑部电话　0431-85677819
网　　址　www.jlstp.net
印　　刷　长春人民印业有限公司

书　　号　ISBN 978-7-5578-1931-6
定　　价　49.90元

俗语云：十月怀胎，一朝分娩。在这漫长的10个月的孕育过程中，孕妈妈们都有对幸福的期待，对未来的憧憬，但更会对自己孕期生活充满疑惑和忧虑：自己和胎宝宝的变化，怀孕了该注意什么，怎么吃才能给胎宝宝提供最充足的营养，胎宝宝发育得好不好，需要做哪些检查，孕吐时怎么吃，怎样给胎宝宝进行胎教……不用上百度，你所关心和疑惑的问题都能在本书里找到妇产专家的解答。

精心挑选的漂亮宝宝图片，让孕妈妈在轻松了解孕期知识的同时，心情愉快，生出健康又漂亮的宝宝。

孕妈妈只要每天抽出几分钟时间，学习孕期知识，清楚自身每一阶段的变化和每一处微小细节，就可以与腹中的胎宝宝一起顺利地度过整个孕产期。

怀孕虽然只是人生中短短的280天，但却是特别而美好的，祝愿每一个孕妈妈都能享受孕期，轻松、健康、充满喜悦地度过它！

PART 1

第一个月　一切都是注定的幸福

PART 2

第二个月　成为孕妈妈的欣喜

PART 3

第三个月　缓缓到来的怀孕反应

PART 4

第四个月　孕期反应逐渐加重

PART 5

第五个月 大肚子凸起来了

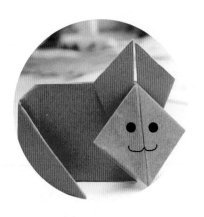

PART 6

第六个月 感受到胎宝宝的存在

PART 7

第七个月　胎宝宝睁开眼睛了

PART 8

第八个月　孕期不适又来袭

PART 9

第九个月　进入分娩准备期

PART 10

第十个月　宝宝，我们一起加油

PART 1

第一个月：一切都是注定的幸福

第1~4天：你准备好了吗

从今天开始，你就进入了我们常说的"十月怀胎"阶段。但此时，你还不是真正意义上的孕妈妈，因为排卵前的两周是身体为卵子和精子结合做准备的时间，是为孕育小生命打基础的阶段。

280天的幸福孕期

从一个卵子遇到精子到娩出胎宝宝，整个过程是266天左右，但我们通常以280天或40周来计算，这是从最后一次月经周期的第一天开始算起。每4周记作1个孕月，通常37周后可称为足月。

重视准爸爸的心理变化

即将晋升为准爸爸，心理上承受的压力并不小于孕妈妈。因此，在孕育宝宝之前，帮助准爸爸做一些心理调节，给他一个倾诉的机会，并和准爸爸一起学习孕期知识，让他面对未来的280天时能够做到心里有数。你可以向有婚育经验的朋友、同事、亲戚请教并寻求有效的帮助。

做好财务预算

孕产期的医疗花费、可能造成的收入减少、宝宝出生后的各种开销，这一切都需要夫妻双方精打细算，做好财务预算。可以和丈夫一起列出一个详细的开销单，并参考其他妈妈的建议，做到有备无患。

第5天：远离不利于受孕的食物

有些食物大量或频繁地食用会影响妻子或者丈夫的生殖能力。要牢记平时少吃些，开始备孕了最好不吃。

可乐

可乐含有大量的糖和咖啡因，影响受孕能力，还可能影响男性的精子活力。

含汞的鱼类

譬如鲨鱼、旗鱼、金枪鱼等。每周吃的金枪鱼肉片不要超过2片(生鱼的重量是170克，煮熟后约是140克)，高汞含量对怀孕及孕期胎儿的发育十分不利。

未熟透的肉

未熟透的肉食可能携带弓形虫，一旦感染上，怀孕后容易引起胎儿畸形。

酒精饮品

如果你有饮酒的习惯，那就得做些调整了。下面是一些可靠的建议：戒酒或只是偶尔喝一点儿。时下流行的建议是每周只喝一两次，不超过1或2个单位的酒精含量。

1个单位的酒精含量是指284毫升标准浓度的啤酒或果酒，1玻璃杯葡萄酒大约含2个单位的酒精量。酗酒或暴饮会损害到孕育中的胎儿。

第6天：培养优质的精子

精子从产生到成熟大约需要3个月的时间，所以准爸爸至少要提前3个月保护精子的优质生长，为了宝宝的健康优秀，准爸爸，坚持一下吧！

 ## 补益精子，让"小蝌蚪"活力十足

保证精子的质量，男性要尽量避免接触高温环境，如蒸汽浴室、汗蒸房，不将笔记本电脑放在膝盖上，不将手机放在裤兜里。不穿紧身裤，不长时间骑自行车。不吸烟，少喝酒。男性的体重也不能过重，太胖会增加腹股沟的温度，不利于精子的存活。

体重指数(BMI)=体重（千克）/身高的平方（m²）	
正常范围	18.5≤BMI<24
体重过重	24≤BMI<27
轻度肥胖	27≤BMI<30
中度肥胖	30≤BMI<35
重度肥胖	BMI≥35

 ## 注重合理饮食

锌元素可以增加精子的活力，对精子的成熟和活动具有促进作用。可以通过食物摄取锌元素，如瘦肉、动物肝、蛋、乳制品、花生、芝麻、紫菜、海带、虾、海鱼、红小豆、荔枝、栗子、瓜子、杏仁、芹菜、番茄等。

精神压力过大不利于精子的成长。当准爸爸感觉精神压力大的时候，可以做一些能够使自己放松的事情，如散步、听音乐、读书等。需要注意的是，受孕之前，夫妻性生活不可以过度，准爸爸需要节制性欲，也不要手淫。

第7天：培养优质的卵子

卵子生活在每个女性的身体中，看不见，摸不着，也感觉不到。但是不可小觑它在受孕中所起到的巨大作用。

补益卵子，营养膳食

卵子的质量与女性的身体和精神状态有着密切的关系。女性如果月经正常、身体健康、体重适当、心情愉悦，卵子就会拥有一个良好的环境，质量也会相对较高。

另外，合理的营养膳食对提高卵子的质量也有助益。建议在日常饮食中增加蛋白质、脂肪的摄入量，并多吃一些富含维生素的食物。

食　物	作　用
黑豆	可以补充雌激素，帮助子宫内膜和卵泡生长。将适量黑豆用清水浸泡12小时左右，然后用清水煮至熟透，可少放一点盐。从月经结束后第一天起，每天吃47颗，连吃6天。排卵期停止吃
枸杞 红枣	可以促进卵泡的发育。直接用枸杞、红枣冲水，每天食用枸杞10粒、红枣3～5颗

放松心情，愉快受孕

人在心情放松的情况下，体力、精神都处于较好的状态，性功能也不例外。所以，一定要保持愉悦的好心情，因为甜蜜的夫妻关系永远是孕育健康宝宝最重要的基础。在同房的时候，可以精心布置一下房间，营造一点温馨浪漫的气氛，听一听悠扬的音乐都是可以放松心情的。

第8~9天：加速营养进补

膳食营养的关键是全面补充营养，合理搭配膳食，避免营养不良或营养过剩。虽然在怀孕的第一周，精子和卵子还没有真正地结合在一起，但在饮食上也不能马虎大意，一定要遵循全面平衡饮食的原则。

蛋白质不可少

受孕前后，如果碳水化合物、脂肪供给不足，孕妈妈会一直处于饥饿状态，可能会导致胚胎大脑发育不良，影响胎宝宝的智商。尽量选择易消化吸收、利用率高的蛋白质，如鱼类、乳类、蛋类、肉类和豆制品，每天应保证摄取150克以上的主食。

叶酸的重要性

叶酸是怀孕初期非常重要的营养成分。孕妈妈摄入叶酸不足时，容易发生贫血。怀孕期间多食叶酸，可以防治怀孕初期出现的胎宝宝神经缺损。因此，应从怀孕之前即开始摄取叶酸，且因叶酸在人体内的停留时间有限，所以应该每天摄取。

叶酸含量丰富的食物包括：各种水果、大豆、黄绿色蔬菜、五谷杂粮等。保持饮食营养均衡就可以摄取到充足的叶酸。在摄取不足时，可以服用补充叶酸的保健食品或孕妈妈专用维生素。

世界卫生组织推荐孕妈妈每日叶酸摄入量为0.4微克，孕中期、孕晚期之后，每天补充0.4~0.8微克。叶酸不宜摄入过多，一旦过量摄入，可影响体内锌的吸收，因此，在补充叶酸的同时，注意补充锌元素。

第10~11天：制作一张基础体温表

基础体温测量是非常有效的测排卵日的方法，但需要坚持3个月的测量才能比较准确地计算出排卵日。因此，准备怀孕的夫妻要早点着手，制作一张基础体温表，每天坚持在固定的时间测量。

 基础体温表图例

月经周期为28天的情况下，从月经开始到排卵日，低温期持续14天（第14天为排卵日），排卵后高温持续14天，至下次月经来潮。

第12天：身体大排毒，营养要跟上

体内长期累积的毒素会给孕期的健康生活带来一定的影响，所以在怀孕第一个月，最好多吃有助于排毒的食物，给孕育胎儿创造一个干净的身体环境。可以帮助排除体内毒素的食物有：韭菜、木耳等。

排宿便

宿便长期积累容易导致肠炎，甚至肠癌等消化系统疾病。中医经络学认为，早上5时－7时是大肠经"值班"，若此时排便，效果最好，可保持一天内的大脑清爽。时间越晚，积累的毒素就越多。因此建议，每天早起空腹喝一杯水，并养成一早大便的习惯。此时若无大便，可按摩天枢穴。

排尿毒

长期积累尿毒容易出现泌尿系统炎症、皮肤过敏等。在晚饭前后可空腹喝一杯水。此时肾经"当班"，一杯水下肚，有助于调动肾气，并帮助清洗肾和膀胱，预防泌尿系统结石。还可按摩涌泉穴、三阴交穴，敲打肾俞穴。平时应少吃含大量添加剂的食品，保证每天足够的饮水量，多吃蔬菜水果。

排气毒

长期积累气毒易出现呼吸系统疾病，如咳嗽、肺炎，甚至肺癌等。大口吸入清气，大口呼出浊气，这样的深呼吸方法可以对肺部起到清洗作用。主动避开雾霾及其他空气污染，适当多吃养肺的食物，如梨、百合等。

第13~14天：了解胎教

胎教有利于胎宝宝在智商、个性、感情、能力等方面的发育，有利于其出生后在人生道路上更好地发展。胎教的形式多种多样，孕妈妈采用多种胎教方法与胎宝宝进行沟通，有助于培养出健康、优秀的宝宝。

 语言胎教

孕妈妈温柔的声音，准爸爸低沉的声音，都是胎宝宝的最爱。所以应经常与胎宝宝对话，让胎宝宝感受到生动的语言胎教。

 运动胎教

适时、适当的体育锻炼可以促进胎宝宝大脑及肌肉的健康发育。

 音乐胎教

通过健康的音乐刺激，可使孕妈妈从中获得安宁与享受，使胎宝宝心律平稳，对胎宝宝的大脑发育产生良好的刺激。

 美学胎教

孕妈妈进行一些艺术类练习，如书法、绘画等，会提高自身艺术修养，并给胎宝宝创造更为安宁与舒服的生活环境。

第15～16天：掌握受孕诀窍

怀胎十月，一朝分娩。孕育和诞生，既是一个甜蜜幸福的过程，也是一个让人惊心动魄的过程。谁不希望自己的宝宝健康聪明呢？要实现这个美好的愿望，夫妻双方需要掌握一定的受孕诀窍，预约一个优质宝宝。

 ## 选择最舒适的季节

如果选择在3～4月份怀孕，此时正是春暖花开的季节，春季气候温和适宜，风疹病毒感染和呼吸道传染病较少流行。孕妈妈的饮食起居易于调适，这样可以使胎宝宝在最初阶段有一个安定的发育环境，也有助于防止畸形胎儿的产生。另外，日照充足是春季怀孕的又一个好处。在整个妊娠过程中拥有一个良好的日照条件，有利于胎宝宝骨骼的生长和发育，还能促进人体的血液循环，起到杀菌消毒的作用。

9～10月份怀孕，秋高气爽，气候温暖舒适，睡眠、食欲不受影响，而且秋季水果较多，对孕妈妈营养补充和胎宝宝大脑发育十分有利。预产期又是春末夏初，气候温和，有利于产后新妈妈的身体康复和乳汁的分泌。另外进入冬季时，宝宝逐渐长大，可避开肠道传染病等多种疾病的流行高峰期。

 ## 最佳的受孕时机

女性在每个月经周期中，可能怀孕的时间仅5天左右。女性生殖细胞——卵子在输卵管里的寿命仅12～36小时。精子即便处在良好的宫颈黏液环境中也只能存活3～5天，受孕通常也只能发生在性交后的24小时里。因而，选择易受孕时机是很重要的，应选择排卵期进行性生活。

小贴士

女性在性生活后，保持仰卧平躺姿势时，都会有精液从阴道中流出。为了增加受孕概率，性交后女性可把双腿朝空中举起，或者在臀下方塞一个枕头，使上身处于一个臀高头低的状态。再或者采取侧卧姿势，膝盖尽量向胃部弯曲。这样可以延长精液在阴道内的存留时间。

第17天：补充微量元素要跟上

孕前一直坚持补充叶酸的孕妈妈，此时也不要忘记补充多种微量元素。因为锌、铜等微量元素也参与中枢神经的发育。锌元素虽然在体内含量较少，但其作用不容忽视。

补充维生素

均衡的膳食差不多能满足备孕期间的营养需求，但一些专家认为，即使是饮食最健康的人，可能也需要些额外帮助。如果你没时间计划好一日三餐，有时吃饭还很仓促，备孕阶段适量服用一些维生素补充剂，也不会有什么坏处。

及时补充叶酸

叶酸是一种水溶性维生素，是胎儿早期神经发育所必需的一种营养物质。如果孕早期缺乏叶酸，将影响胎宝宝神经管的正常发育。神经管畸形主要发生于怀孕后的3个月之内，但如果从怀孕之后再增补叶酸，则为时已晚。因为增补叶酸后，叶酸浓度达到理想水平，也需要一定时间。

因此，您应从计划怀孕前3个月开始，每天服用400微克叶酸，复合维生素的叶酸也可以。这样到怀孕时，体内叶酸已达到理想水平，以后应继续补充，直至怀孕满3个月，这样就可以有效地预防胎儿神经管畸形的发生。我们将在孕早期文中，对叶酸进行更详细的介绍。

医生建议曾经生过神经管畸形孩子的女性服用剂量更高的叶酸补充剂，即每天5毫克。如果你或你丈夫，或是你们的直系亲属有神经管畸形病史，你也该每天服5毫克叶酸。

第18天：孕妈妈如何防辐射

身在职场的孕妈妈所处的办公环境中，隐藏着不少看不见的污染，一些现代化办公设备所带来的辐射、不环保的装修材料导致空气污染，办公室空调常年开放，室内缺少自然通风，这些都可能成为女性怀孕的"拦路虎"。如何击退"拦路虎"，我们有办法。

 ## 减少办公电脑的使用次数

电脑在开机状态下，显示器散发的电磁辐射会对人的细胞分裂产生破坏作用。怀孕的最初 3 个月，是胎宝宝发育最快的关键时期，也是最脆弱的时期，最容易受到环境污染的侵害。其中电磁污染不容忽视。所以，孕妈妈在怀孕期间不宜长时间、连续不断地进行电脑操作，如必须操作，以半小时为宜，且注意和电脑屏幕保持适当的距离。

 ## 远离复印机

复印机是办公室辐射最大的办公用具。复印机在工作时会产生静电作用，释放有毒气体，使人头晕目眩。孕妈妈可以和领导协商，将复印机放在空气流通较好的地方，孕妈妈尽量减少使用复印机，使用时，身体距离机器30厘米以上。

 ## 使用空调也要定时开窗通风

长期使用空调会让孕妈妈患上"空调病"，出现感冒、头晕、鼻塞等不良症状。因此，办公室要经常开窗换气、通风，保持空气新鲜，并每隔几小时到户外呼吸新鲜空气。

第19天：孕妈妈生活全面展开

刚刚受孕但还不知道有没有成功的那段时间，心情总是忐忑的。有焦虑的情绪很正常，但过分焦虑也是会影响到受精卵着床的。因此你不妨把自己当孕妇看吧，但也不要表现得太明显，万一没怀上，却已经"满城风雨"，那会很尴尬。

 ## 饮食起居样样"精通"

•饮食•

孕妈妈在这一阶段应多进食。膳食以清淡、容易消化吸收为宜，少吃油腻食物，吃饭时少喝饮料和汤。因为多数孕妈妈有早孕反应，恶心、呕吐及食欲缺乏是常见的现象，应注意休息，适当调节饮食，少食多餐，多吃新鲜蔬菜和水果、豆类及豆制品等。

•起居•

有些具有浓烈香味的花草不宜摆放在孕妈妈的居室里，如茉莉花、丁香、水仙、木兰等，否则会影响孕妈妈的食欲和嗅觉；万年青、仙人掌等花卉会引起皮肤过敏反应。此外，孕妈妈新陈代谢旺盛，居室需要充足的氧气，而有些花卉会夺走居室内的氧气并释放二氧化碳，对孕妈妈及胎宝宝的健康十分不利。

 ## 保持合理的体重

在妊娠期间，孕妈妈要多摄取高热量、高动物蛋白类营养物质。妊娠末期，因母体组织间液体存储量增多，表现为体表可凹性水肿或仅表现为体重增加。严重水肿常常是妊娠高血压疾病低蛋白血症的初期表现，所以，孕妈妈要随时注意自己体重变化情况。

第20天：记录重要的孕期数据

怀孕后，关于孕妈妈本身和胎宝宝变化的基本常识是一定要掌握的，这样有利于对十月孕期的整体把握。

内　容	时　间
最早验孕时间	排卵期同房后15天左右
早孕反应出现时间	受孕后40天左右
第一次产检	停经1个月后，或早孕反应出现时
全程产检时间	怀孕后1~3个月做第一次产检；4~7个月每月检查1次；8个月后每半个月检查1次；最后一个月每周检查1次
胎心音最早出现时间	怀孕6周时
胎心音正常频率	每分钟120~160次
胎动出现时间	孕16~20周
胎动正常次数	每12小时30~40次，最低不少于15次
频繁胎动时期	孕28~34周
羊水深度	羊水的正常深度为3~7厘米，超过7厘米是羊水过多，低于3厘米是羊水过少
易自然流产发生时间	怀孕12周以内
易早产发生时间	怀孕28~37周
过期妊娠最大天数	14天。如果超过预产期14天还不生，就要人为终止妊娠

小贴士

每个人的体质不同，妊娠情况也不同。以上数据只是一般情况下的标准值，不代表特殊情况。因此，如果孕妈妈的情况与上述标准不相符，要及时到医院就诊。

第21天：精子和卵子幸福相遇

在不完全确定自己是否怀孕的情况下，很多待孕妈妈会选择在家里自己检测是否怀孕。只要掌握了正确的方法，也是有相当的准确性的。

早早孕试纸测孕

早早孕试纸用起来很方便也很快捷，很多女性已习惯用早早孕试纸来测试自己是否怀孕。测试时需要注意以下事项：

1.注意早早孕试纸的生产日期，不要使用过期的测试卡，以免影响准确度。

2.如果对测试结果拿不准，最好打电话咨询医生，在医生的指导下完成测试。出现测试结果呈阳性但不明显，就该假设自己怀孕了，去医院检查一下。

3.检测时注意尿液浸没试纸的长度。有时候尿液浸没检测试纸的长度过长可能使测试结果难以判断。

基础体温测孕

正常生育年龄妇女排卵后的基础体温要比排卵前略高，上升0.5℃左右，持续12~14天，直至月经前1~2天才下降。怀疑受孕的女性可以测量基础体温。清晨醒后，在未开口说话、未起床活动前，立即取体温计测口腔体温5分钟，如果基础体温较高持续两周以上，就要考虑去医院检查一下，因为你有可能怀孕了。

准确的B超测孕

如果B超检查中发现子宫体积变大，同时子宫内壁变厚，就能确认已经怀孕了。在怀孕4周半时，利用B超检查能确认胎囊状态，并由此诊断出孕妈妈是正常怀孕还是宫外孕。所以，建议孕妈妈在怀孕35天时去医院接受B超检查。

第22天：让受精卵安全"着陆"

停经后的6～8周如果出现腹部剧烈疼痛，并伴有不规则的阴道出血，应该及时就医，因为这可能是受精卵着错床引发的宫外孕。

 受精卵开始着床

卵子受精后即开始有丝分裂，并在一边分裂的同时一边向子宫腔方向移动。受精卵在输卵管内36小时后分裂为两个细胞，72小时后分裂成16个细胞，叫桑葚胚。受精后第四日，细胞团进入子宫腔，并在子宫腔内继续发育，这时，细胞已分裂成48个细胞，成为胚泡，准备植入。胚泡可以分泌一种激素，帮助胚泡自己埋入子宫内膜。受精后第六日，胚泡开始着床。着床位置多在子宫上1/3处，植入完成意味着胚胎已安置，并开始形成胎盘，孕育胎宝宝了。

 受精卵着床期的注意事项

1.不要任意服用药物。着床期间任意服用药物，有可能导致胎宝宝畸形。因此，着床期间若出现身体不适，应该立即去医院就诊，找出病因，及时诊治。

2.着床期间应避免搬运重物或剧烈运动，而做家务与外出次数也应尽可能减少。不可过度劳累，多休息，保证充足的睡眠，并应暂停性生活，以免造成意外流产。

3.戒烟酒。着床期间饮酒，会延缓胎宝宝的发育，减轻胎宝宝出生时的体重。着床期间吸烟会导致胎宝宝畸形，增加胎宝宝死亡率。因此，着床期间应该戒烟戒酒。

小贴士

受精卵正常着床是不会出血的，如果在性交时女性恰好排卵，而男性精子活动能力良好，一般在24～48小时即可受孕，着床时女性没有任何感觉，而只有少部分人受精卵着床时，由于生理与体质问题而会出少量的血。

第23～25天：孕妈妈用药需谨慎

　　孕妈妈患病可能危及胎宝宝，使用药物治疗可以间接有益于胎宝宝的生长发育，但有的药物也对胎宝宝有不利的影响，易造成流产、畸形等多种损害，尤其受孕后第3周至第14周是胚胎发育期，此时期最容易致畸，孕妈妈应特别注意。

 ## 孕妈妈不宜服用的中成药

牛黄解毒丸	大活络丹	至宝丹	六神丸	小活络丹
跌打丸	舒筋活络丸	苏合香丸	牛黄清心丸	紫雪丹
黑锡丹	开胸顺气丸	复方当归注射液	风湿跌打酒	十滴水
小金丹	玉真散	失笑散	藿香正气水	防风丸

 ## 孕妈妈不宜服用的西药

抗生素药	如四环素类药可致骨骼发育障碍，牙齿变黄，先天性白内障等。链霉素及卡那霉素可致先天性耳聋，并损害肾脏；氯霉素可抑制骨髓造血功能，引起宝宝肺出血；红霉素能引起肝损害，磺胺（特别是长效磺胺），可导致宝宝黄疸
解热镇静止痛药	阿司匹林或非那西汀，可致骨骼畸形，神经系统或肾脏畸形
激素	雌激素会造成双臂短缺（海豹样），女婴阴道腺病，男婴女性化，男婴尿道下裂。泼尼松可致无脑儿、兔唇腭裂、低体重畸形；甲状腺素可导致胎宝宝畸形
抗肿瘤药	环磷酰胺可导致四肢短缺、外耳缺损、腭裂；一硫嘌呤可导致脑积水、唇裂、腭裂
维生素及其他	大量的维生素A、B族维生素、维生素C会致畸；氯苯那敏或苯海拉明能造成肢体缺损
感冒药	感冒药的部分成分会导致子宫收缩或胎宝宝畸形

第26～27天：生命在孕育中

就像注定的一样，小生命在孕妈妈体内生根发芽。孕妈妈可能没有什么感觉，可小生命却每天都在变化。

孕妈妈和宝宝的变化

❶孕妈妈的变化

月经：孕妈妈的月经没有按时来，应该觉察到自己已经怀孕了。

怀孕4周的宝宝，三胚层将进一步分化发育为身体的不同组织器官。

子宫：受精卵着床后，子宫内膜会因为人绒毛膜促性腺激素（HCG）的作用而迅速增厚，并且有大量的血管增生。此时的子宫内膜称为蜕膜，它像一个宽厚而柔软的床，为胚胎的生长发育提供营养，做好充分准备。子宫蜕膜直到分娩后才脱落。

体形：这会儿，孕妈妈的体形没有任何变化，体重不增加，从外表上根本看不出孕妈妈怀孕了。

❶胎宝宝的生长

胎儿大小：胚胎发育还处于非常幼稚的阶段，只有0.36～1毫米长，但许多变化已经悄然发生了。

发育：在第4周的时候，外胚层出现神经管道，将来脊髓、大脑、神经等会由此而来。在中层心脏和循环系统已经出现。内层中，泌尿系统、肠肺等器官开始形成。

其他：早期供给胎儿营养的胎盘、绒毛和脐带也在这时候开始工作了。

第28天：营造舒适温馨的环境

怀孕后，孕妈妈都会很在意地保护胎宝宝，在外边要小心，在家同样要处处留心，别让最信任的地方，成为最容易伤害胎宝宝的地方。

浴室

关键词：洗澡、防滑

1.洗澡的水温要适当。无论春夏秋冬，水温最好与体温接近，以27～35℃为宜，不能洗冷水浴或蒸桑拿。

2.避免滑倒。洗澡时地面水多湿滑，孕妈妈重心不稳，很容易打滑，最好铺上防滑垫，确保安全。

卧室

关键词：清洁剂、电热毯

1.采用正确的居室清洁方法。消毒剂中的有毒物质会导致胎宝宝畸形。保持房间的空气流通才是杀灭病原体的最好方法。

2.不要使用电热毯。电热毯会使休息状态的细胞长时间处于电磁波中，会影响到胎宝宝。

厨房

关键词：煤气、电器辐射

1.做饭时保持空气流通，打开窗户，并使用抽油烟机。如不能很好地通风，孕妈妈应尽量避免长时间在厨房劳动。

2.尽量少用小家电。厨房中家用电器虽然使用方便，但是由此产生的电磁辐射也是一种不安全因素，可能会对胎宝宝产生影响。因此孕期尽量减少近距离长时间使用微波炉。

PART 2

 第二个月：成为孕妈妈的欣喜

第29～30天：胎宝宝像一粒苹果籽

从外表来看，别人还很难看出你已经是孕妈妈了，但是实际上，子宫里的胚胎却在迅速地生长。现在，胚胎大概有0.6厘米长，像一粒苹果籽一样。

胎宝宝的发育

此时细胞开始迅速分裂，主要的器官如肾脏和肝脏逐渐发育。连接脑和脊髓的神经管也开始工作，原肠开始发育。胚胎的上面和下面开始形成肢体的幼芽，未来形成宝宝的手和腿。未来形成嘴巴的地方的下方有些小的皱褶，它将来会发育成脖子和下巴。本周面部器官开始形成，可清楚地看到鼻孔，眼睛的视网膜也开始形成了。心脏开始有规律地跳动并开始供血。这时候的胚胎长度约0.6厘米，像一粒苹果籽。

小贴士

1.怀孕后的前3个月是胎宝宝各个器官分化发育的重要时期，许多致畸因素都非常活跃，因此孕妈妈在生活各个方面都要加倍小心。一旦发现有怀孕的征兆，就不要随便吃药，不要轻易接受X线检查，更不要参加剧烈的体育活动。

2.怀孕是件大事，更是件特殊的事，所以一定要告知所有的人，千万不要担心别人说你小题大做。

3.如果孕妈妈还没有做过早孕检查，就可以去医院做相关检查了。

孕妈妈的变化

这时，大部分孕妈妈还没有怀孕的主观感觉。孕妈妈可能会有轻微的不舒服，可能出现类似感冒的症状，如周身乏力、发热或发冷、困倦思睡、不易醒，有时会感到疲劳等。少安毋躁，你马上就要进入丰富多彩的孕期生活了。

第31天：补充孕早期的关键营养

如果孕妈妈能够做到不偏食、不挑食，保证营养均衡，那么日常饮食就能够满足对各类营养素的需求（叶酸需额外补充），不需要通过专门制剂来特别补充。

营养素	作 用	需求量	补充方式
叶酸	促进胎宝宝脑部和脊髓的发育，预防胎宝宝神经管畸形	每日0.4～1毫克	可遵医嘱口服叶酸制剂，也可以通过食补来补充叶酸，富含叶酸的食物有绿叶蔬菜、水果、动物肝脏、坚果等
蛋白质	促进胎宝宝大脑发育	每日80克	通过食用鱼类、乳类、蛋类等食物补充
维生素C	增强孕妈妈机体抗病能力，减轻牙龈出血症状	每日100毫克	通过食用番茄、菜花、油菜、草莓、苹果、猕猴桃等食物补充
镁	促进胎宝宝骨骼的正常发育	每日300～350毫克	通过食用绿叶蔬菜、坚果等食物补充

 健康菜谱

核桃仁炒西蓝花

材料准备

西蓝花200克，核桃仁50克，植物油、蒜片、盐、鸡精各适量。

做法

1. 将西蓝花洗净后掰成小朵。
2. 锅中水开后，放入少许盐和植物油，再放入西蓝花，水开后再焯几秒钟，捞出西蓝花放入凉水中过凉。
3. 凉锅凉油放入核桃仁，慢慢炒熟，盛出备用。
4. 锅中放油，油六成热时，放入蒜片、西蓝花、核桃仁，翻炒两分钟，加盐、鸡精调味即可。

第32~33天：早孕反应知多少

早孕反应是指在妊娠早期，一般从怀孕6周左右开始，随着孕妈妈体内的人绒毛膜促性腺激素（HCG）的增多，会出现头晕、乏力、恶心、呕吐、食欲减退、厌油等一系列的症状。

 ## 频频上厕所

怀孕初期，许多孕妈妈有尿频的情形，有的每小时1次，这是增大的子宫压迫膀胱引起的。在怀孕3个月后，子宫长大并超出骨盆，症状会自然消失。这种尿频没有尿痛、尿急的感觉，更没有疼痛的症状，与尿路感染有本质的区别，并且怀孕后小便虽然增多，但并不是非常明显。

 ## 恼人的恶心、呕吐

呕吐是多数孕妈妈都会经历的，有的敏感女性在很早的时候就可能发生孕吐。孕早期的呕吐主要是由于人绒毛膜促性腺激素的升高、黄体酮增加引起胃肠蠕动减慢、胃酸分泌减少，进而引起消化不良等。有时也会受精神上的不良影响，可能会发生在一天中的每一个时刻，这是怀孕的正常表现。

 ## 乳房刺痛

怀孕后，受增多的孕激素影响，乳房逐渐增大，孕妈妈会自觉乳房有刺痛、膨胀和瘙痒感，这是怀孕早期的生理现象。此外，还会有乳晕颜色变深、乳房皮下的静脉明显、乳头明显凸出等变化。

第34～35天：应对早孕反应的方法

早孕反应是正常的生理反应，无需特殊治疗，只需在生活和饮食上多加注意。

1.尽量放松。早孕反应是生理反应，多数孕妈妈会在一两个月后好转，孕妈妈要以积极的心态面对这一阶段。要保持轻松、愉快的心情，不必过多地担忧和惊慌，有时间多听听音乐、与朋友和家人聊聊天，做自己喜欢做的事情，放松心情。

2.适量活动。出现孕吐不适的时候，可以适当地休养。但是当身体好转些时，就应该适当参加一些轻缓的活动，如散散步，做些轻缓的保健操，让身体处于良好的状态。

3.尝试了解相关的医学知识。孕育生命是一项自然科学过程，是苦乐相伴的使命，孕妈妈要科学合理增加自身对早孕反应的耐受力。

4.孕妈妈需要家人的体贴。妊娠早期，孕妈妈的身体和心理都有很大变化，早孕反应和情绪的不稳定会影响到孕妈妈的正常生活，这时候的孕妈妈需要家人的帮助和理解。家人应了解什么是早孕反应，积极分担家务，使其轻松度过这个特殊时期。要给孕妈妈提供一个温馨的环境，多陪孕妈妈做她喜欢做的事情，使她的身心得到放松。

第36天：谨防孕早期异常妊娠

不要轻视阴道出血

至少有20%的孕妈妈在怀孕初期有过出血的情况。这种情况称为"妊娠月经"，它不是真正的月经。很多女性因妊娠月经而不知道自己已经怀孕，这是很危险的。

出血状况不是自己所能判断的。诊断怀孕后，一旦出现，就应该及时到医院检查和治疗。

谨防孕早期宫外孕

宫外孕是指由于某种原因，受精卵在子宫腔以外的其他地方着床。由于子宫腔以外的地方没有良好的生长环境，胎宝宝成长至某一程度之后即会死亡或将着床部分撑破，产生大量腹内出血，危及孕妈妈的生命。以输卵管妊娠最多见。发生宫外孕的孕妈妈一般会有以下症状，孕妈妈应予以重视。若情况严重应立即送医院救治。

•停经•

多数人在发病前有短暂的停经史，大都在6周左右。有的人因绒毛组织所产生的人绒毛膜促性腺激素不足以维持子宫内膜，或因发病较早，可能将病理性出血误认为月经来潮，以为自己并没有停经史。

•阴道不规则出血•

多为点滴状，深褐色，量少，不超过月经量。阴道出血是因子宫内膜剥离，或输卵管出血经宫腔向外排放所致。腹痛伴有阴道出血者，常为胚胎受损的征象。只有腹痛而无阴道出血者多为胚胎继续存活或腹腔妊娠，应提高警惕。

•剧烈腹痛•

这是输卵管妊娠的主要症状，发生率约为95%，常为突发性下腹一侧有撕裂样或阵发性疼痛，并伴有恶心呕吐。刺激膈肌时，引起肩胛部放射性疼痛。当盆腔内有积液时，肛门有坠胀感和排便感，它对诊断宫外孕很有帮助。

第37天：孕妈妈要避免剧烈运动

 孕早期的运动原则

孕妈妈运动原则为一个字——慢。

可以进行的参考项目：散步、慢跑、台球等较舒缓的运动。

运动时长：每次不超过30分钟。

前3个月，孕妈妈的子宫增大不明显，孕妈妈几乎感觉不到胎宝宝的重量，因此运动起来不会太辛苦。散步和慢跑可以帮助消化、促进血液循环、增强心肺功能，而台球是调节孕早期躁动心情的良好运动方式。

孕妈妈需要在安静的地方呼吸新鲜空气。据有关资料统计表明，城市中下午四时到七时之间空气污染相对严重，孕妈妈要注意避开这段时间锻炼和外出，以利于自身和胎宝宝的身体健康。

小贴士

1. 在进行孕期运动的时候，要注意衣服样式要宽松，穿大小合适的无跟鞋。
2. 注意保暖，以免着凉。运动后要及时擦拭汗水。
3. 孕早期是自然流产的高发期，由于胎盘发育不完善，所以跳跃、扭曲或快速旋转这样的运动万万不可。
4. 采取任何运动之前，请咨询医生或者运动教练，注意个体的差异性。

第38天：防辐射服有用吗

为了避开生活中的各种电磁波辐射，孕妈妈穿着那种防辐射的孕妇装还是能起到一些作用的。

 ## 早点穿上防辐射服

在怀孕的前两个月，胎宝宝极易受到辐射的影响。所以此时就必须穿上防辐射服了。穿防辐射服需要注意以下几点：

❶ 有需要时再穿

如果孕妈妈经常处于微波环境或者周围存在强大的电磁辐射，就必须穿着防辐射服。

❶ 及时脱换

要注意穿着时间，在脱离辐射环境后，尽量脱下防辐射服。第一时间让胎宝宝"透透气"，也有助于胎宝宝自然生长。

 ## 如何检测防辐射服的质量

1.看防辐射服的防伪标签。通过防伪标签，可以打电话到生产厂家，来确定是从哪个经销商进的货。再看吊牌、包装盒是否完整无损。这个方法只能初步判定是否正品。

2.把手机放在音响旁边，有电话来时，音响会发出杂音，用防辐射服包住手机，再拨打电话，杂音会明显减弱。

小贴士

准妈妈们也不要太依赖于孕妇防辐射服，尽量少用电脑，少看电视。注意控制时间，不要离屏幕太近，远离辐射源才是王道。

第39天：孕早期要避免性生活

孕早期性生活应注意有所节制，最好采取边缘性接触，通过搂抱、抚摸、亲吻的方式达到性的满足。

 暂时叫停性生活

从孕2月开始到妊娠12周以前，孕妈妈一定要避免性生活。这个时期胚胎和胎盘正处在形成时期，胎盘尚未发育完善，是流产的高发期。如果此时受性生活的刺激，易引起子宫收缩，加上精液中含有的前列腺素，更容易对孕妈妈的产道形成刺激，使子宫发生强烈收缩，而且性高潮时强烈的子宫收缩，使胚胎更加危险。所以孕早期孕妈妈要避免性生活，特别是有习惯性流产史者，更应绝对禁止。

 换一种方式释放"精力"

为了胎宝宝的健康，丈夫要暂时克制一下自己，用其他的方式来释放多余的"精力"。丈夫可以主动帮孕妈妈做家务，学着做几道孕妈妈爱吃的菜，也可以给孕妈妈阅读孕产类图书，总之让要自己忙起来，转移注意力，让"精力"分散出去。

当然，即使不能继续性生活，准爸爸可以通过爱抚、亲吻、拥抱等方式与孕妈妈重拾甜蜜。一定要注意卫生，特别是手部，一定要彻底清洁双手，勤剪指甲。爱抚的过程中动作要轻柔，避免过度刺激孕妈妈的乳头、阴部等敏感部位，以免引起子宫收缩。

 丈夫要体谅妻子

怀孕以后，由于生理上和心理上发生了巨大的变化，大多数孕妈妈性欲有所下降，甚至完全消失，这时丈夫不要埋怨妻子，而应该多体谅她，通过其他方式增进夫妻之间的感情，如陪妻子散步、听歌等。

第40~42天：温水洗澡，缓解烦躁

怀孕后，由于体内发生了许多特殊的生理变化，容易出汗，油性分泌物增多，如不经常清洗，污垢可影响毛孔的排泄功能，易招致感染而发生痒肿或其他皮肤病。

 ## 掌握最适宜的水温

怀孕的前3个月，如果体温持续在39℃以上，很容易使腹中的胎宝宝脊髓缺损，因此，孕妈妈在洗澡时，水温要控制在38℃以下。

 ## 舒服洗澡的三点要领

❶ 避免空腹洗澡

饭前饭后一小时不能洗澡，空腹洗澡容易诱发低血糖而致虚脱晕厥；饱餐后洗澡，皮肤血管扩张，血液过多流向体表，影响消化，容易引起晕厥。

❶ 最佳时限

孕妈妈洗澡的时间不宜过长。孕妈妈淋浴时容易出现头昏、眼花、胸闷等症状，脑部供血不足，使胎宝宝出现缺氧、胎心率加快等症状，严重者还可使胎宝宝神经系统的发育受到不良影响。因此建议孕妈妈洗澡的时间最好控制在10~20分钟。

❶ 最佳方式

怀孕后不主张坐浴，如果坐浴，脏水有可能进入阴道，使阴道受到细菌的感染。可以站着淋浴，但必须在浴室内设置扶手，铺上防滑垫，防止滑倒。

第43天：桑葚一样大小的宝宝

现在，小家伙已经明显具备了人的模样，手臂和腿开始长出嫩芽，手指也开始发育。

 胎宝宝的发育

现在胎宝宝差不多有1.3厘米长了，大约有一颗桑葚那么大。他已经有肘关节和清晰可见的、有点微微相连的手指和脚趾。他的肝脏正在忙着制造红细胞，有一段肠已经开始突进脐带里，脐带现在已经有着清晰的血管，并开始向胎宝宝的身体输送氧气和营养了。胎宝宝看上去有一条小尾巴，不过几周后就会消失。

 孕妈妈的变化

随时可能有饥饿的感觉，而且常常饥不择食地吞咽各种食物。在这种情况下，体态很快就会有改观。但是不要过多地考虑体形，因为目前这几周是胎宝宝发育的关键时期，维持胎宝宝生命的器官正在生长，所以更应注意营养。

这个时期孕妈妈的情绪波动很大，但需要注意的是，早孕6～10周是胚胎腭部发育的关键时期，如果孕妈妈的情绪过分不安，会影响胚胎的发育，并导致腭裂或唇裂。因此，现在一定要保持心情愉快，可以适当地听听轻音乐，进行音乐胎教。

第44天：胎宝宝最爱的食物

孕妈妈爱吃的、营养丰富的、对胎宝宝发育有好处的食物，就是胎宝宝最喜欢的食物。

食 物	营养素	食物来源	每日建议量	提 醒
乳类	可提供蛋白质、钙质、脂肪、糖类等	牛奶、酸奶、奶酪等	1～2杯（每杯250毫升）	如果无法均衡摄取各类营养素，可考虑以孕妇奶粉补足所需
蔬菜类	主要提供矿物质、维生素及膳食纤维	蔬菜种类繁多，包括叶菜类、花菜类、瓜菜类与菌类	300～500克，其中绿叶蔬菜占2/3	品种多样化，要注意烹调方式，多用凉拌或快炒的方式烹调绿叶蔬菜，尽量保留蔬菜中的维生素等营养成分
主食类	糖类、少量蛋白质、B族维生素及丰富的膳食纤维	米饭、馒头、面条、面包、玉米等	350～450克	偶尔可以用糙米或五谷杂粮代替精制白米，或以全麦馒头代替白面馒头，以吸收更全面的营养
水果类	除了含有丰富的维生素、矿物质外，亦提供部分糖分	种类繁多，常见的有苹果、柑橘类、西瓜、梨、桃等	200～400克	水果糖分高，适量食用很重要，尤其是有妊娠糖尿病的孕妈妈，更要控制摄取量
蛋、豆、鱼、肉类	蛋白质和脂肪	鸡蛋、黄豆、豆腐、豆浆、鱼类、虾类、贝类、猪肉、牛肉、鸡肉、鸭肉等	200～250克，其中鱼类、禽类、蛋类各100克	孕妈妈多吃鱼有好处，食用中小型鱼较安全
油脂类	主要提供脂肪	烹调用油（如花生油、葵花籽油及橄榄油）和坚果	20～25克。炒菜时最好选择植物油，两餐之间可以把坚果当零食	小心食物中所隐藏的油脂，奶油饼干及油炸食品要少吃

第45天：防止孕早期流产

妊娠早期，胚胎对各种有害或不良因素十分敏感，极易导致自然流产，孕妈妈要格外小心，做好日常保健。

 ## 引起自然流产的四个因素

遗传因素：一般因为染色体的数目或结构异常，导致胚胎发育不良。

•外界因素•

大量吸烟或被动吸二手烟、饮酒、接触化学性有毒物质、严重噪声和震动、情绪剧烈波动等都会引发胎盘和胎宝宝损伤，导致流产。

•孕妈妈患病因素•

孕妈妈患有任何不利于胎宝宝生长发育的疾病都可能引发自然流产。

•准爸爸精子因素•

准爸爸的精液中含有一定量的细菌，活动的精子将细菌传递给孕妈妈，干扰精卵结合，造成胚胎流产。

 ## 有效预防流产

1.提前做遗传学检查，夫妻双方同时接受染色体的检查。

2.做血型鉴定，包括Rh血型系统。

3.有子宫内口松弛的女性，可做内口缝扎术。

4.甲状腺功能低下的女性，要待甲状腺功能正常后再怀孕，孕期也要服用抗甲低的药物。

5.注意休息，避免房事（尤其是有流产史的），保持情绪稳定，生活有规律。

6.男性要做生殖系统的检查，有菌精症者要治疗彻底后女方再怀孕。

7.避免接触有毒物质和放射性物质。

8.发生流产后半年内要进行避孕，半年后再怀孕。

第46天：有些化妆品要避免使用

怀孕后，皮肤出现了很多麻烦，容易长痘痘、干燥、敏感，要避免这些问题，清洁是最重要的，一定要针对自己的肤质选择护肤品，护肤品用得越少越好，缩短护肤流程。

 ## 孕妈妈禁用的化妆品

❶ 增白祛斑霜

这类化妆品中所含的铅和汞极易导致DNA分子损伤，更可怕的是，这些有毒物质可经母体胎盘转运给胎宝宝，导致胚胎发育速度减慢。

❶ 口红

口红中的化学物质能渗入人体皮肤，具有较强的黏合性，会吸附空气中飞扬的尘埃、细菌和病毒，经过口腔进入体内，通过胎盘危害胎宝宝健康。

❶ 染发剂

染发剂不仅可以使孕妈妈患皮肤癌，还可以导致胎宝宝畸形。

 ## 相对安全的化妆品

❶ 纯植物护肤品

植物护肤品用料比较天然，很少有过敏现象。在购买时一定要选择正规厂家的品牌。

❶ 婴儿护肤品

婴儿护肤品中的化学添加剂相对较少，对皮肤的刺激小，性质温和，具有基础的保湿润肤效果。

第47～49天：看似卫生的错误习惯

孕妈妈生活中有哪些看似卫生的不卫生习惯，你知道吗？

 ## 卫生纸擦拭餐具

许多种类的卫生纸都未经消毒或消毒不彻底，含有大量的细菌，很容易黏附在被擦拭的物体上。只有经过严格消毒处理的高级餐巾纸才符合卫生标准。

 ## 用纱罩罩食物防蝇

不少家庭习惯把纱罩罩在食物上，这样虽然能防止苍蝇直接落到食物上，但苍蝇停留在纱罩上仍会留下带有病菌的虫卵，这些虫卵极易从纱孔中落入而污染食物。

 ## 用毛巾擦餐具

我国城市所用自来水多是经过严格消毒处理的，用自来水冲洗过的餐具及水果基本上是洁净的，不用再擦拭。而毛巾上往往存有许多病菌，用毛巾再擦干反而会造成二次污染。

 ## 起床就叠被

人每天都要排出大量的汗液。起床后马上把被子叠起来，汗液留在被子里，时间一长，不仅会有汗臭味，还会影响睡眠的舒适度，并给病原体创造生存环境。正确的方法是在起床后先把被子翻过来，摊晾10分钟再叠，最好每周暴晒一次。

49

第50~51天：
送给宝宝一份爱的礼物——怀孕日记

将怀孕日记作为一份特殊的见面礼送给未来的宝宝。

 ## 必不可少的日记内容

末次月经日期（根据末次月经推算预产期）

早孕反应（早孕反应开始的日期和反应程度，进食情况）

接受放射等有毒有害物质（是否做过X射线检查或接触过其他放射物质）

阴道流血记录（血色、出血量及是否有其他物质排出）

第一次胎动日期（记录首次出现胎动的日期和以后每天胎动的情况，包括发生时间、持续时间、两次胎动的间隔时间和胎动强度等）

性生活情况（孕早期和孕晚期是禁止性生活的。孕中期的性生活频率也不要过频）

体重（密切关注体重增长情况）

产检（将产检的日期、项目和结果记录下来）

第52天：孕妈妈这样饮水才健康

喝水少会加重便秘，喝水多会造成孕期尿频。如何才能控制好喝水的量和喝水频率呢？一起学习一下吧！

这些水不能喝

❶ 久沸或反复煮沸的开水

水在反复沸腾后，水中的亚硝酸盐、亚硝酸根离子以及砷等有害物质的浓度相对增加。喝了久沸的开水以后，会导致血液中的低铁血红蛋白结合成不能携带氧的高铁血红蛋白，从而引起血液中毒。

❶ 保温杯沏的茶水

因为茶水中含有大量的鞣酸、茶碱、芳香油和多种维生素等。如果将茶叶浸泡在保温杯的水中，多种维生素被大量破坏而营养降低，茶水苦涩，有害物质增多，饮用后会引起消化系统及神经系统的功能紊乱。

科学的饮水量

对孕妈妈们来说，要根据季节、气候以及自身年龄、体重、体质适量补水。一般情况下，在怀孕早期每天摄入的水量以1600～2000毫升为宜，孕晚期则最好控制在1500毫升以内。每隔两小时喝一次水，一天保证喝8次。

喝水时间有讲究

1. 早晨起床后喝一杯温开水，补充睡眠中流失的水分，降低血液浓度，并使血管扩张以促进血液循环。孕吐严重时要少量多次饮水。

2. 白天要每隔1～2小时喝一次水，每次喝200毫升即可。

3. 晚饭后两小时喝一次水，睡前不宜喝水，以免夜间上厕所影响睡眠。

第53天：给胎宝宝一个安静的环境

噪声造成的危害相对而言是潜在而且是慢性的，常常被人们忽略，一旦造成严重后果是很难挽回的。因此孕妈妈要特别注意躲避噪声。

哪里传来的噪声

❶ 交通噪声

汽车、火车、飞机等交通工具会发出很响的声音，非常嘈杂，是严重的噪声污染。

❶ 建筑噪声

装修房屋或建筑工地上发出的噪声会令人心烦意乱，但这种噪声并不会一直持续下去，随着工程的结束，会恢复往日的宁静。

❶ 生活噪声

商场、饭店、娱乐场所发出的声音都属于噪声。

❶ 生产噪声

工厂里机器的轰鸣声一般比较大，长期在这样的环境下工作和生活，对人的听力和神经都会造成一定的伤害。

噪声对胎宝宝的危害

胎宝宝的耳郭和其他组织仍未发育成熟，听力系统很敏感，极易受到损伤。如果长时间受到高强度噪声的影响，有可能在出生前听力就会受到损伤。外界的噪声可通过腹壁传入子宫，胎宝宝的内耳受到噪声的刺激，易使大脑部分区域受损，影响胎宝宝出生后的智力发育。

第54～56天：情绪变得不稳定

女性怀孕后脾气也有所增长，这一变化的根源是体内激素分泌水平的变化，孕妈妈的情绪受激素左右着。

生理上的作用

从生理上，女性怀孕后身体负担加重，易感到许多不适，如疲劳、心慌、失眠、恶心甚至呕吐等，到孕中、晚期，不断增加的体重使孕妈妈行动越来越不方便，容易产生饥饿、心烦、疲劳以及经常上厕所等现象，这些都是不小的负担。孕妈妈在生理上感觉不好受，所以也容易发生情绪波动。

心理上的作用

从心理上，妈妈的角色与为人妻、为人女有很大的不同，孕妈妈要为此做很多心理准备。另外，目前有关胎宝宝畸形报道的增多，也使孕妈妈对能否顺利怀孕、平安分娩倍感焦虑。有的时候，孕妈妈会为即将拥有一个可爱的宝宝而倍感幸福，可是不一会儿，又会被忧愁所折磨。虽然很想要个宝宝，可是宝宝带来的负担可并不令人轻松。有了宝宝后工作怎么办？什么时候恢复上班？要是把宝宝带到足够大再恢复工作，自己就已经落后了，还能找到好工作吗？在经济上能承受吗？自己从来没带过宝宝，要是宝宝健康出现问题怎么办？还有将来宝宝的入托入学，以至以后他的前途怎么办？仔细想想，问题可真是一大堆，给孕妈妈本来美好的梦想与期待蒙上一层挥之不去的阴影。

自我"减负"

转移法：离开令孕妈妈感到不愉快的环境，尽快消除烦恼。

呼吸法：当孕妈妈感到焦躁不安时，深呼吸，全身放松，双眼微闭，用鼻子慢慢吸气，再通过鼻子或嘴慢慢呼出来，反复呼吸2分钟。

告诫法：想象胎宝宝正在看着自己，告诉自己不要生气，不要着急，让生活慢下来。

PART 3

第三个月：缓缓到来的怀孕反应

第57天：胎宝宝的小尾巴消失了

可喜可贺！进入了第9周，从现在开始，小胚胎正式退出历史舞台，升级为胎宝宝了。

 ## 胎宝宝的发育

胎宝宝在胚胎期的小尾巴已消失，他的变化很大，我们开始把胚胎称为"胎宝宝"了。这是一个临界点，是整个怀孕期的一个关键时期，胎宝宝现在开始发育形成器官系统。9周时，胎宝宝长约25毫米，现在所有的神经肌肉器官都开始工作了。胎宝宝的眼帘开始盖住眼睛，手部在手腕处有弯曲，双脚开始摆脱蹼状的外表，可以看到脚踝。手臂更加长了，臂弯处肘部已经形成。虽然在这时候还不能通过B超辨认宝宝的性别，但是他的生殖器官已经在生长了。

小贴士

1.此时孕妈妈体重并未增加太多，但乳房更加胀大，乳头和乳晕色素加深，腰围增大，这时候需要更换大的胸衣和宽松的衣服。

2.应该为胎宝宝办理准生证了，带上相关证件（参考第75页内容）去有关部门办理吧。

 ## 孕妈妈的变化

此时孕妈妈的体重并未增加太多，但乳房更加胀大，腰围增大，此时期需要更换大号的胸罩和宽松的衣服。很多孕妈妈在此时会出现晨昏乏力、身体不适、恶心呕吐等症状。此阶段是胚胎腭部发育的关键时期，如果孕妈妈情绪波动过大，会影响胚胎，导致胎宝宝腭裂或唇裂。

第58天：如何选择孕期奶粉

孕妇奶粉营养全面，能够满足孕妈妈对营养的需求，因此孕妈妈应坚持喝孕妇奶粉，但仍要保证日常饮食的全面合理。

 ## 为什么要喝孕妇奶粉

孕早期，只要孕妈妈能够做到膳食平衡、营养全面，日常饮食就可以满足自身和胎宝宝对营养的需求。但日常生活中存在很多客观因素，如因为早孕反应而厌食或饮食不规律，肠胃吸收消化功能弱，经常在外就餐等情况，孕妈妈很难做到营养均衡，因此需要额外补充营养，喝富含DHA、维生素和矿物质的孕妇奶粉还是很有必要的。

 ## 如何挑选孕妇奶粉

⚠ 查看包装

正规厂家的包装奶粉完整无损、平滑整齐、图案清晰，印刷质量高；清楚地标有商标、生产厂名、生产日期、保质期、生产批号、净含量、营养成分表、执行标准、适用对象、食用方法等。

⚠ 查看奶粉的色泽

优质的孕妇奶粉颜色一般为乳白色或乳黄色，颗粒均匀一致，产品中无可见杂质，无结块现象。把奶粉放入杯中用温开水冲调，如果是优质奶粉，静置几分钟后，水与奶粉就会溶在一起，没有沉淀。

⚠ 有无异常气味和味道

优质的奶粉具有奶香味和轻微的植物油味，无异味，并且甜度适中。

第59天：准生证办理知多少

夫妻双方均可办理准生证，只要双方证明齐全，哪一方办准生证都不是问题，需要注意的是，各地办理准生证所需材料、要求、流程可能会有差异，以下内容仅供参考。

 备好所需证件

1.夫妻的户口本原件及复印件（需要复印户主页和本人页）。

2.夫妻的身份证原件及复印件（正反两面都要复印）。

3.结婚证原件及复印件。

4.夫妻双方近期1寸免冠照片各数张。

 预知办理流程

第一步

在准爸爸户口所在地填写申请表格，并开具准爸爸的《婚姻状况证明》，盖上居委会和计生办的公章。

第二步

到孕妈妈户口所在地开具《婚姻状况证明》，盖上居委会和计生办的公章。

第三步

到准爸爸户口所在地计生办领取准生证，盖上居委会、计生办和准爸爸档案所在处的公章。

第四步

拿着领取的《准生证》到孕妈妈户口所在地居委会盖章。

第60天：孕妈妈缓解抑郁小妙招

情绪不好的时候不要吃太多的肉类和甜食，因为这些酸性食物会使孕妈妈更加烦躁。

自我调适

❶告诫法

想象着胎宝宝正在看着自己，告诉自己不要生气，凡事没有完美。

❶呼吸法

当心情烦躁时深呼吸，放松全身，微闭双目，用鼻子慢慢吸气，以5秒钟为标准，再用10秒钟通过嘴慢慢呼气，反复呼吸3分钟，放松心情。

❶美容法

经常改变自己的形象，换一个发型，穿上自己喜欢的衣服，保持良好的心情。

孕妈妈如何减压

1.饮食定时定量、营养丰富，休息充分，适当锻炼，不要喝酒、吸烟。

2.避免承受太大压力，采取一切可行措施，解决引起压力的问题。多听轻快、舒畅的音乐，让优美的乐曲来化解精神的疲惫。

3.妥善安排自己的日程，让自己有时间去做放松的事情。冥想、按摩疗法、深呼吸，甚至看书都可以让自己放松。

4.孕妈妈每日工作时间不应超过8小时，并应避免上夜班。工作中感到疲劳时，在条件允许的情况下，可稍休息10分钟左右，也可到室外、阳台或楼顶呼吸新鲜空气。长时间保持一种工作姿势的孕妈妈，中间可不时变动一下姿势，如伸伸胳膊动动脚，以解除疲劳。

第61～63天：营养食谱推荐

　　自制的蔬果汁既营养又好消化，但要现榨现饮，不能放置太久，否则空气中的氧气会使果汁中的维生素C含量迅速降低。

草莓蔬果汁

材料准备

草莓、芹菜各50克，胡萝卜100克，苹果1/2个。

做法

1. 将草莓去蒂，洗净；苹果去皮、去核后切成小块；胡萝卜、芹菜洗净切成段。

2. 将草莓、苹果和切好的胡萝卜、芹菜放进榨汁机里，榨成汁即可。

香蕉杂果汁

材料准备

香蕉1根，苹果、橙子各1个，蜂蜜1小匙。

做法

1. 将苹果洗干净，去皮去核，切成小块，浸于盐水中。

2. 将橙子剥皮，去除果核。

3. 把香蕉剥皮，切成段。

4. 将所有材料放入榨汁机中，榨汁30～40秒钟即可。

第64天：胎宝宝的头变小了

胎宝宝真的很努力，一直在不知疲倦地生长着。孕妈妈可以稍微松一口气了，因为现在已经度过了最危险的流产高发期。

胎宝宝的变化

到本周末，孕妈妈可以稍微松一口气了，因为现在已经度过了最危险的流产高发期。宝宝现在有4厘米长，体重达到10克左右，身体所有的部分都已经初具规模。从比例上看，他的头虽然小了一些，但仍占整个身体长度的一半左右。宝宝手腕和脚踝发育完成，并清晰可见，宝宝的手臂更长，肘部更弯曲。他的肾、肺、生殖器和胃肠系统都已存在，但还没有发育成熟。他的肝脏持续制造着红细胞，在这之前，卵黄囊一直负责向红细胞提供养料，但现在它已经不再被需要，并开始消失。由于大脑的发育，胎宝宝前额位于头部的上端，高高地向前凸出，之后凸起的前额会后缩，看上去更像一个人。

孕妈妈的变化

本周孕妈妈形象开始发生很大的改变。乳房开始增大，因此需要更换大一些的内衣了。腰围也开始变大，心爱的牛仔裤只能等到明年再穿了。此时孕妈妈的食欲会突然有所改变，从前一直爱吃的东西不爱吃了，一直不想吃的东西倒想尝一尝。鼻子变得敏感，有时会对平时没有任何反应的食品或气味感到一阵阵的恶心、想吐，尤其以晨起时为重。要经常饮用含微量氟的水，获得充足的氟化物、钙和磷，以保证胎宝宝牙齿和骨骼的健康发育。

第65天：孕期不可任意吃酸

很多女性怀孕后喜欢吃酸味、辣味等刺激性的食物。虽然"酸儿辣女"之说没有什么科学根据，可孕妈妈多吃些酸性食物却是身体的需要。

喜吃酸是营养的需要

孕妈妈吃酸能够满足母体和胎宝宝的营养需要。一般怀孕2~3个月后，胎宝宝的骨骼开始形成。构成骨骼的主要成分是钙，但是要使游离钙形成钙盐在骨骼中沉积下来，必须有酸性物质参加。酸性物质还能够帮助铁质的吸收，将三价铁转化为二价铁，促进血红蛋白的形成。

吃酸也要有所选择

1.不要吃腌制的酸菜或者醋制品。人工腌制的酸菜和醋制品虽然有一定的酸味，但维生素、蛋白质、矿物质、糖分等多种营养几乎丧失殆尽，而且腌菜中的致癌物质亚硝酸盐含量较高，过多地食用对母体和胎宝宝健康无益。

2.选择新鲜的番茄、樱桃、杨梅、海棠、石榴、葡萄、青苹果等蔬果，既能改善孕妈妈胃肠道不适症状，又能起到增进食欲、补充营养的作用。对于酸酸的山楂，无论是鲜果还是干片，孕妈妈都不能多吃，因为山楂具有刺激子宫收缩、引发流产和早产的作用，尤其是怀孕3个月之内的孕妈妈以及既往有流产、早产史的孕妈妈更不可贪食。

第66天：解决孕妈妈的便秘烦恼

大多数孕妈妈在孕期都会发生便秘，而长时期的排便不畅又会导致痔疮的形成，这不仅造成身体的不适，还影响孕妈妈的情绪。

为什么会便秘

女性怀孕后，胎盘分泌大量的孕激素，使胃酸分泌减少，胃肠道的肌肉张力下降及肌肉的蠕动能力减弱。由此导致吃进去的食物在胃肠道停留的时间加长，致使食物残渣中的水分又被肠壁细胞重新吸收，粪便变得又干又硬，不能像孕前那样正常排出体外。

我便秘了，怎么办

❶ 改善生活方式

•晨起定时排便•

在晨起或早餐后如厕。由于早餐后结肠推进动作较为活跃，易于排便，所以早餐后1小时左右为最佳排便时间。

•多补充水分•

体内水分不充足，粪便就无法形成，粪便太少，就无法刺激直肠产生收缩，也就不会产生便意，所以，补充水分是减轻便秘症状的重要方法。每日应至少喝1000毫升水。

•适当增加活动量•

多活动可增强胃肠蠕动。睡眠充足、心情愉快、精神压力得到缓解等都是减轻便秘的好方法。

❶ 药物治疗

如果便秘无法通过以上方法减轻，就必须立即就医，遵医嘱服用通便药物。切不能随意使用泻药，特别是在怀孕晚期。因为大多数泻药都有引起子宫收缩的作用，易导致流产或早产。

第67天：脑黄金DHA知多少

DHA对胎宝宝的脑神经及视神经发育非常重要，体内DHA水平较高的胎宝宝视力与智力发育较为良好，那么孕期如何补充DHA呢？

了解DHA

DHA（二十二碳六烯酸）俗称脑黄金，是一种对人体非常重要的多不饱和脂肪酸。DHA是神经系统细胞生长及维持的一种主要元素，是大脑和视网膜的重要构成成分，在人的大脑皮层中含量高达20%，在视网膜中所占比例最大，约占50%，因此，对胎宝宝的智力和视力发育至关重要。

食物中的DHA

•干果类•

如核桃、杏仁、花生、芝麻等。其中所含的α-亚麻酸可在人体内转化成DHA。

•鱼类•

DHA含量高的鱼类有鲔鱼、鲣鱼、鲑鱼、鲭鱼、沙丁鱼、竹荚鱼、旗鱼、金枪鱼、黄花鱼、秋刀鱼、鳝鱼、带鱼、花鲫鱼等。就某一种鱼而言，DHA含量高的部分又首推眼窝脂肪，其次则是鱼油。

•DHA制品•

市场上有两种：一种是从深海鱼油中提取，另一种是从藻类中提取。相比之下，藻类的优势突出，表现为DHA含量高，EPA含量低，且直接从海洋中获取，不含色素，安全性高，抗氧化能力强，最有利于婴幼儿吸收。所以，孕产妇和孩子宜首选藻类DHA制品。

第68~70天：去医院建立怀孕档案

为了避免不必要的麻烦，在去建档之前可以提前给医院打电话，确认需要携带的证件和产检项目。

跟踪记录孕期情况

在医院建立怀孕档案，此后的每一次产检都会详细地记录下来，这样就能够更加全面地了解孕妈妈的身体状况和胎宝宝的发育情况，以便更好地应对孕期可能出现的突发情况。医生会根据档案中的记录做出孕期判断。

拟选择在哪家医院分娩，最好在哪家医院建立档案，最好不要中途转院，以确保信息的完整性和连续性。

不能错过建档时间

一般情况下在怀孕3~4个月时到医院建档，建档的同时要进行第一次产检。在建档之前要办理准生证。

建档所需证件

带上身份证、医保卡、准生证。各地医院的规定可能不同，在去之前最好打电话咨询清楚，以免忘记某些证件，来回奔波。

建档要做的检查

建档时需要做相应的检查，包括身高、体重、血压、宫高、腹围、胎心、胎位、血常规、尿常规、心电图等。如果各项检查结果都合格，医院就会为孕妈妈建档了。

第71天：胎宝宝开始运动了

这是胎宝宝生长的关键一周，他的身高增长一倍，成长速度在本周越发惊人，小家伙已经完全成形了，到本周末，头部和身体的长度会基本相同。

 ## 胎宝宝的变化

怀孕第十一周胎宝宝身长可达到4～6厘米，体重达到14克。从这时候起不必为流产而过多担心了。11周的时候，宝宝整天忙着在妈妈的肚子里做伸展运动。

本周胎宝宝身体上的很多细微之处开始出现，如长出手指甲，并可通过B超清晰地看到胎宝宝的手

指和脚趾。同时胎宝宝的骨骼细胞发育加快，肢体加长，随着钙盐的沉积，骨骼变硬。胎宝宝在今后6个月中的主要任务就是让自己长得又结实又健康，为将来出生后能够独立生存做准备。

 ## 孕妈妈的变化

本周孕妈妈腹部会出现一条深色的竖线，这是妊娠纹。子宫上升到骨盆以上。

本周开始由于胎宝宝骨骼迅速生长，因此对钙的需求加大，这时孕妈妈要服用一些含钙的食物来满足自身和胎宝宝生长发育的需要。

小贴士

1.本周开始，由于胎宝宝的骨骼迅速生长，因此对钙的需求加大，这时候孕妈妈要注意多食用一些含钙的食品来满足自身和胎宝宝的生长发育的需要。

2.这时候孕妈妈的肚子已经凸出来了，要注意保护好腹部，避免磕碰和受凉。

第72天：孕期早餐很重要

孕妈妈处在一个特殊的时期，需要特殊的营养素，每天的生活质量很重要，每天的早餐更重要。好的营养要从早晨第一餐开始。

坚持吃早餐

孕期营养很重要，这是大家都知道的。但一天中最重要的是早餐，早餐吃好了，孕妈妈会有一个好的营养来度过一整天。其实也就是要求孕妈妈重视食养，做到营养平衡。食养能够为孕妈妈提供孕期所需的营养，打好营养基础，强健身体，预防孕期各种常见病症。

盘点最佳营养早餐

1.全麦制品，包括麦片粥、全麦饼干、全麦面包等。孕妈妈要选择天然的、没有任何糖类或其他添加成分的麦片，同时可以按照自己的喜好加一些花生米、葡萄干或蜂蜜。同时，全麦面包还可以提供丰富的铁和锌。

2.水果。水果种类很多，柑橘富含维生素C、叶酸和大量的膳食纤维，可以帮助孕妈妈保持体力，防止因缺水造成的疲劳。

3.蔬菜。颜色深的蔬菜往往意味着维生素含量高。甘蓝是很好的钙来源；菜花富含钙和叶酸，含有大量的纤维和抵抗疾病的抗氧化剂，还有助于其他绿色蔬菜中铁的吸收。

清晨一杯水

早饭前30分钟喝200毫升25～30℃的温开水，可以温润胃肠，使消化液得到充分的分泌，刺激肠胃蠕动，有利于定时排便，防止便秘。还可使血液稀释，血管扩张，从而加快血液循环，补充细胞在夜间丢失的水分。

第73~74天：孕妈妈吃水果有讲究

关于吃水果的宜与忌，众说纷纭，到底哪些水果可以吃，哪些水果不能吃？怎样吃才能既好味，又好孕呢？

水果的性质分类

性　质	水　果
热性水果	大枣、山楂、樱桃、石榴、荔枝、青果、榴莲、木瓜、橘、柑、白果等
凉性水果	西瓜、甜瓜、梨、香蕉、桑葚等
中性水果	葡萄、苹果、桃、杏、菠萝、龙眼、甘蔗、乌梅等

一些水果不能多吃

·山楂·

山楂能活血化淤通经，对子宫有一定的收缩作用，有流产史或有流产征兆的孕妈妈应忌吃。

·西瓜·

吃过多西瓜容易造成孕妈妈脱水、胎动不安和胎漏下血，有早产症状的孕妈妈要忌吃。

·柑橘·

因为柑橘性温味甘，补阳益气，但过量食用反而于身体无益，容易引起燥热，发生口腔炎、咽喉炎等。

·猕猴桃·

猕猴桃性寒，故脾胃虚寒者应慎食，有先兆性流产现象的孕妈妈千万不要吃猕猴桃。

每天不要超过500克

水果普遍含糖量较高，如果过多食用，会使孕妈妈体重增长过快，胎宝宝过大，增加分娩的难度，还会使孕妈妈体内的糖代谢发生紊乱，易患妊娠糖尿病，危害孕妈妈自身和胎宝宝的健康。因此，每天摄入水果的总量不要超过500克。

第75天：维生素D的重要来源

经常晒太阳是人体获得充足有效的维生素D的最好途径。所以，孕妈妈一定要多去户外晒太阳，一方面可以促进皮肤中维生素D的转化，另一方面可以改善不良情绪，使心情更愉快。

 ## 晒晒太阳好处多

ⓘ 帮助吸收钙元素

为了保证妊娠期间胎宝宝骨骼和牙胚的正常发育，孕妈妈必须增加钙的摄入量，而钙的吸收要借助人体血液中的维生素D。只有在紫外线照射后，人体皮肤中的7-脱氢胆固醇才能变成维生素D被人体吸收到血液中。常晒太阳能够加强孕妈妈的抵抗力，抵御各种感染。

 ## 晒太阳的时间有讲究

在冬季，由于臭氧层出现季节性薄弱，太阳光中的紫外线加强，易给人的身体带来损伤。因此在冬季晒太阳要选择科学的时段。

第一阶段为上午6～9时，这一时间段阳光以温暖柔和的红外线占上风，紫外线相对薄弱。红外线温度较高，对人体主要起温热作用，可使身体发热，促进血液循环和新陈代谢，增强人体活力。

第二、第三阶段分别是上午9～10时和下午4～5时，这两个时间段的照射特点是紫外线中的A光束成分较多，这时是储备体内"阳光维生素"——维生素D的大好时间。

要避开正午阳以免晒伤皮肤。在阳台上晒太阳也可以，但必须打开窗户。因为紫外线的波长为296～310纳米，不能穿透普通玻璃。

第76~77天：孕妈妈，你的睡眠还好吗

孕期一定要找到合适的方法保证充足而良好的睡眠，这对孕妈妈和胎宝宝来说非常重要。

是什么抢走了我的睡眠

◐ 饮食习惯的改变

饮食习惯的改变会影响孕期睡眠质量，均衡的饮食很重要。尽量避免影响情绪的食物，如咖啡、茶、油炸食物等。睡前3小时吃些东西，睡前不要吃太冷的食物。

◐ 半夜抽筋

妊娠后期许多孕妈妈常常会发生抽筋，这也会影响睡眠的质量。而抽筋大多与睡觉姿势有关，通常脚掌向下时较容易发生抽筋。另外，也可能和局部血液循环、血液酸碱度有关。一般正常的血液是处于微碱性，如果情绪不稳定，饮食中甜食和肉食过多，都很容易使血液偏酸性，引起电解质的不平衡，造成局部肌肉抽筋。

临睡前应注意的问题

项　目	注意事项
1	尿频严重时影响睡眠质量，所以临睡前不要喝过多的水或汤
2	避免进食含糖量高的食物，避免高盐食物和酒精。咖啡因和酒精都会干扰睡眠
3	牛奶营养丰富，还有利于安眠，但一定要在睡前两小时喝
4	适量的运动可以缓解失眠症状，但切记至少要在睡觉前3小时结束运动

第78~79天：胎宝宝初具人形

胎宝宝身体的姿势变得不那么弯曲，他可以做出打哈欠的动作，或许这就是自然之母的神奇之处，胎宝宝似乎知道，在出生之前只有练习好打哈欠，出生后才能顺畅地呼吸。

 ## 胎宝宝的发育

孕早期在本周就要结束了，3个月来，胎宝宝发生了巨大的变化。仅仅70多天的时间，胎宝宝就初具人形了。这时胎宝宝的大脑体积越来越大，占了整个身体的一半左右。现在发生流产的机会相应地减小了，胎宝宝的关键器官也将在两周内完成发育。他现在大约65毫米，手指和脚趾已经完全分开，一部分骨骼开始变得坚硬，并出现关节雏形。从牙胚到指甲，胎宝宝都在忙碌地运动着，时而踢腿，时而舒展身体，看上去好像在跳水上芭蕾舞。

小贴士

1. 本周孕妈妈乳房会更加膨胀，乳头和乳晕的色素加深，同时阴道有乳白色的分泌物流出。

2. 本周进行第一次产检，首次产检需要做B超检查，并进行血常规、尿常规等检查。

 ## 孕妈妈的变化

从肚脐到耻骨会出现一条垂直的黑色的妊娠线，孕妈妈的脸上可能会出现黄褐色的妊娠斑，这是怀孕的特征，在分娩结束后就会逐渐变淡或消失。现在孕妈妈的乳房更加膨胀，乳头和乳晕的色素加深，有时孕妈妈还会感到有些疼痛。这时从阴道流出的乳白色分泌物也有所增多。

第80~81天：激动人心的第一次产检

面对第一次产检，孕妈妈是不是又激动又紧张？产检前一天要休息好，把想要向医生咨询的问题提前记录下来，做好充分的准备。

 产检的准备

是与否	准备物件
☐	身份证
☐	围产保健手册
☐	医疗保险手册
☐	费用

小贴士

第一次产检的时间和总的产检次数因人而异，不同医院的产检项目可能也会有所不同。产检过程非常短暂，准备一个本子，列出你的问题，更有效地利用产检时间。

❶ 定期产检项目

年龄	职业	预产期
身高	体重	血压
宫高	腹围	胎心
月经史	孕产史	手术史
心电图	家族病史	丈夫健康状况

❶ 特殊产检项目

序 号	产检项目
1	尿常规
2	血常规（凝血功能、血型、甲乙丙肝抗体、艾滋病抗体、梅毒抗体、肝功能、风疹病毒、弓形虫抗体、巨细胞病毒）
3	阴道检查
4	颈后透明带扫描
5	绒毛膜活检

第82天：解读产检报告

产检单上的那些专业名词和数据总是令人一头雾水，我们为你一一解答。

解读超声波报告

双顶径
头从左到右最长部分也叫胎头大横径，以这个为基础来推断胎宝宝的体重和发育状态。

腹径
又称为"腹部前后径"。

头围
环头一周的长度

腹围
肚子一周的长度

超声波诊断 仅供参考			超声检		查报告		住院号 门诊号 超声号	
姓名	年龄		性别	病室	床号			
临床诊断						仪器型号 检查方法：		
检查记录 (单位mm)	宫内见	胎儿	胎头在		上可见	心率	次/分	心律
	双顶径	枕额径	头围	胸径		腹径		腹围
	FL	HL	心四腔	胃		肠	左肾	右肾
	膀胱	脊柱	前臂	小腿		脐带		唇
	胎盘位于	壁厚	下缘距内口			羊水指数		
	脐动脉A	B	A/B			RI		PI
提示								
			检查日期：			检查医师：		

肱骨长

脐带血流比值

羊水指数
做超声波检查时，以孕妈妈的脐部为中心，分上、下、左、右4个区域，将4个区域的羊水深度相加，就得到羊水指数。

股骨长
大腿的长度，也叫大腿骨长，这是身体中最长的一部分的数值。

枕额径
胎宝宝鼻根至枕骨隆突的距离。用这个数据来判断胎宝宝发育情况和孕周。

第83～84天：击退妊娠纹的小妙招

面对逐渐形成的妊娠纹，孕妈妈是不是有些头痛？没关系，掌握小妙招，击退妊娠纹。

关于妊娠纹，你知道多少

问：妊娠纹是怎么形成的？

答：孕期受激素的影响，腹部不断增大，皮肤弹性纤维与下层肌肉开始伸长，弹性纤维发生断裂，肌腱也发生不同程度的分离。皮肤表皮萎缩，真皮变薄，出现了粉红色或紫红色的不规则纵形裂纹，逐渐褪色呈银白色，触之柔软并有陷入感，就形成了妊娠纹。妊娠纹在产后会逐渐消失，留下白色或银白色、有光泽的妊娠纹。

问：妊娠纹最容易出现在哪些部位？

答：因为腹围在孕期膨胀的比率最大，因此，妊娠纹的形成部位，以腹部最多，其他较常见的地方，则有乳房周围、大腿内侧、臀部、胸部、腰部和手臂。妊娠纹的分布往往由身体的中央向外放射，呈平行状或放射状。

问：什么样的人容易产生妊娠纹？

答：并不是每一位孕妈妈都会有妊娠纹，而纹路的深浅或分布范围，也会因个人的体质、遗传性、体重增加的程度等而有所不同。

提前预防，拒绝妊娠纹

序号	方 法
1	从怀孕初期即可选择适合体质的乳液、按摩霜，在身体较易出现妊娠纹的部位，勤加按摩擦拭，以增加皮肤、肌肉的弹性以及血流的顺畅
2	怀孕期间多吃一些富含胶原蛋白和弹性蛋白的食物，如动物蹄筋和猪皮等，也具有一定的预防效果
3	将两粒美容用的维生素E胶囊剪开，滴入宝宝润肤油里，盖上盖子摇匀，让两者充分混合。怀孕期间，经常涂抹在容易长妊娠纹的部位，能够有效地预防妊娠纹

PART 4

第四个月：孕期反应逐渐加重

第85天：胎宝宝握起了小拳头

日子是不是过得很快呢？一眨眼，你已经做了3个月的孕妈妈，现在已经安全地进入了孕中期。

 ## 胎宝宝的发育

本周胎宝宝的脸看上去更像成人了，身长有75～90毫米，体重比上周稍有所增加。他的眼睛在头的额部更为突出，手指上出现了指纹，两眼之间的距离拉近了。胎宝宝的神经元迅速地增多，神经突触形成，胎宝宝的条件反射能力加强，手指开始能与手掌握紧，脚趾与脚底也可以弯曲，眼睑仍然紧紧地闭合。这时如果用手轻轻在腹部碰触，腹中的胎宝宝就会蠕动起来，但孕妈妈仍然感觉不到他的动作。

 ## 孕妈妈的变化

现在流产的风险已经大大降低，孕妈妈可以适当地做一些运动，比如有目的地做一些孕妇操，每天晚饭后让丈夫陪同一起散散步，这是最安全和健康的运动。痛苦的孕吐渐渐消失，孕妈妈的胃口大开，食欲旺盛，食量猛增。

孕妈妈的乳房正迅速地增大，虽然距分娩还有好几个月，但已经开始分泌初乳了，有的孕妈妈的乳头可以挤出乳汁来。孕妈妈的腹部开始隆起，有些孕妈妈在臀部和腰部出现了妊娠纹。

小贴士

1.本周开始进入孕中期，流产的风险大大降低，孕妈妈可以做适当的运动，这样有助于日后的分娩。

2.进入孕中期，可以适当进行性生活了，但仍要注意时间、姿势、动作力度等问题。

第85~86天：这些食物要慎食

孕妈妈的饮食将关系到胎宝宝的健康发育，虽然食物中含有大量的营养物质，但有些食物是孕妈妈不宜多吃，甚至是不可以吃的。

 ## 不宜多吃味精

味精的主要成分是谷氨酸钠，食用味精过多会出现眩晕、头痛、嗜睡、肌肉痉挛等一系列症状，对有些孕妈妈来说，吃多了味精对胎宝宝很不利。血液中的锌与谷氨酸钠结合后便从尿中排出。所以，味精摄入过多会消耗体内宝贵的锌，导致孕妈妈体内缺锌。而锌是胎宝宝生长发育的必需品，锌缺乏，胎宝宝的生长发育势必受到影响。为了生一个健康的宝宝，孕妈妈们记得要少吃味精。

 ## 忌食辛辣调味料

茴香、花椒、辣椒粉、胡椒等调味品性热，且具有刺激性，孕妈妈的肠蠕动本来就在减缓，若再服用此类食品，易造成便秘。而在平时的膳食中，孕妈妈也不要摄入过多的盐分，避免水钠潴留引起水肿或高血压。

 ## 慎食高热量食物

如果怀孕前身体就较胖，或怀孕后体重突然增加，那么到孕中期就更要注意控制体重。孕妈妈要注意控制对高糖分、高热量、高脂肪食物的摄取量。此外，要改掉吃夜宵的习惯，因为睡觉前食用的食物很容易转化为脂肪。

第87天：
日常生活中的孕妈妈动作姿势要点

随着腹部一天天大起来，孕妈妈时常会感到身体疲惫，行动也越来越不灵便。为了减轻不适、加强安全，请孕妈妈在每天的站、立、行、坐、蹲、卧中，保持正确的姿势。

上下楼梯

孕妈妈上下楼梯时，要看清台阶，一步一步慢慢地上下，整个脚掌都必须踩在台阶上，不可只用脚尖踩台阶，也不要弯腰或过于挺胸腆肚，只需伸直背就行。妊娠后期，隆起的肚子遮住了视线，上下楼梯时，更要注意千万别踏偏或踏空，踩稳了再走，如有扶手，一定要扶着走。

尽可能减少每天上下楼梯的次数，买菜尽量1周1次。日常生活要有计划，以减少出门走楼梯的机会。

蹲下拿东西

孕妈妈将放在地上的东西拿起或将东西放在地上时，不要不弯膝盖，只做弯腰的姿势和动作。要屈膝落腰，完全蹲下，或单腿跪下，把要拿的东西紧紧地靠住身体，再伸直双膝拿起来。

高处取物

孕妈妈取高处的物品时，不要将双脚的脚尖点地，以防止因站立不稳而摔倒的情况发生。另外，也不要过高地抬起手臂，避免抻到。如果是摘取晾晒的衣物，也要注意地面湿滑情况，防止滑倒。

如果在高处的物体过重，还是不建议孕妈妈高处取物的。日常生活中的小细节是非常重要的，希望孕妈妈一定加倍小心。

第88天：孕妈妈的美丽计划

孕妈妈的皮肤会出现较多油脂，发生色素沉着，还会出现妊娠纹。因此，孕期的皮肤调理、保湿、防皱工作丝毫不能放松，否则肌肤状况很容易趁着这个"时机"急转直下。

基础护理

在基础护理中应尽量选用不含香料、不含酒精、无添加剂或少添加剂的产品，如纯植物油或纯矿物油的卸妆油、婴儿油、婴儿皂，适合敏感肌肤的洗面奶、洁面乳等，避免接触刺激性强的香皂或各种药用化妆品。最好不要化彩妆，如实在需要，以淡妆为宜。尤其是唇膏，怀孕早期需特别注意。

控痘防斑

激素的分泌量增多会导致皮肤表面色素沉着，约1/3的孕妈妈会长这种妊娠斑，没必要太担心，等宝宝出生后会自然淡化、消失的。若着急消斑反而徒劳无益，一些祛斑、美白成分还可能伤害了宝宝。可以用一些精纯的天然精油来淡化妊娠斑。

防晒

孕妈妈的肌肤对光特别敏感，不仅外出要防晒，在家中也要防晒。应尽量选择纯物理防晒（二氧化钛）的产品，SPF15一般不会有油腻感。特别是夏天，出门要戴好帽子或带防晒伞，避免紫外线灼伤敏感的肌肤。

第89~91天：职场妈妈巧搭上班装

谁说孕妈妈的沉重身材穿不出美丽？只要搭配得当，孕妈妈一样美丽动人。

 时尚孕妈搭配妙招

❶ 选择质地和颜色相同的衣服

避开那些图案复杂、颜色鲜艳的衣服，尽量挑选深色系的衣服。因为深色系的衣服适合很多场合，也比较容易搭配，同时利用细节提高品位。

❶ 选择合身的衣服

合身的衣服会让孕妈妈看上去干净、整洁，讨人喜欢。

 孕妈衣橱必备装

❶ 运动夹克

这种夹克质量轻，有衣袋和V字形翻领，非常适合平时上班穿着。如果普通的运动夹克不合适，也可以购买专门为孕妈妈设计的，底边没有收身设计的夹克，使流畅的线条显得精致、干练。

❶ 黑色的连衣裙

可以单独穿，也可以搭配夹克一起穿。黑色的连衣裙颜色简单而且雅致，款式选择高腰的，能够勾勒出身体的曲线，减少臃肿的感觉，最适合职场孕妈妈。

❶ 合适的衬衫

宽松的短款翻领衬衫是更合适的选择，因为它可以凸显孕妈妈美丽的锁骨，会显得脖子修长，看起来很精神。

第92天：孕妈妈，你补钙了吗

钙质无法在体内存储，因此，一定要每天进行补充。可以通过饮食、服用营养剂、晒太阳等方式有效补钙。

孕期缺钙的症状

❶ 小腿抽筋

一般在怀孕5个月时出现，往往在夜间更容易发生。

❶ 牙齿松动

缺钙能造成牙齿珐琅质发育异常，硬组织结构疏松。

❶ 妊娠高血压综合征

缺钙与妊娠高血压疾病发生有一定的关系。

❶ 关节、骨盆疼痛

如果钙摄取不足，在激素的作用下，孕妈妈骨骼中的钙会大量释放出来，从而引起关节、骨盆疼痛。

补钙小窍门

❶ 选择最佳的补钙时间

补钙的最佳时间是在睡觉前、两餐之间，晚饭后休息半小时即可补充。

❶ 补钙同时适量补充维生素D

维生素D能够调节钙磷代谢，促进钙的吸收。除了服用维生素D外，也可以通过晒太阳的方式在体内合成。

❶ 补钙并非越多越好

孕妈妈过度补钙会使钙质沉淀在胎盘血管壁中，引起胎盘老化、钙化，分泌的羊水减少，胎宝宝头颅过硬。因此补钙要科学，千万不要盲目地补钙。

第93～94天：孕期是否一定要禁欲

进入孕中期，胎宝宝已经在子宫中稳固地"安营扎寨"了，适当的性生活所带来的一定程度的子宫收缩对胎宝宝也是一种锻炼。

√ 正确的体位	× 错误的体位

1 前侧位：腿交错着互相拥抱着。不进行腹部的压迫，结合较浅，可保证孕妈妈腹部安全。

1 后背位：后背位结合较深，也容易对腹部产生压迫，要避免这种体位。

2 侧卧位：侧卧着，从后面抱住的体位。孕妈妈的身体伸展着，不用担心出现压迫腹部的情况发生。

2 骑乘位：孕妈妈在上面的体位，结合较深，会对子宫口产生刺激，要避免这种体位。

3 前坐位：同向坐着的体位。可以依据情况调节深浅程度，是对于孕妈妈来说更舒适的一种体位方式。

3 屈曲位：腿放在准爸爸肩上的体位，对腹部产生压迫，要避免这种体位。

第95~96天：
选对内衣，穿出健康与美丽

内衣是一道最贴身的风景线，孕妈妈如果花点时间关注自己的身体，悉心呵护，不但能够保证自己和胎宝宝的健康，而且在孕期以及产后也能保持曼妙的曲线，增添成熟的迷人风采。

 ## 选择文胸有学问

从怀孕到分娩，乳房约增加两个尺码，孕妈妈应根据自身乳房的变化随时更换不同尺寸的文胸，不能为了省事而一个尺码用到底。尺码太小，过紧的文胸会影响乳腺的增生和发育，还会与皮肤摩擦而使纤维织物进入乳管，造成产后无奶或少奶。尺码太大，不能给予恰当的支持与包裹，日益增大的乳房就会下垂，乳房内的纤维组织被破坏后也很难再恢复。

小贴士

如果文胸不合身或穿着普通的钢托文胸都有可能会导致乳腺导管堵塞或引发乳腺炎，而无法产奶。

 ## 腹部保养讲究多

•尽早选择孕妈妈专用内裤•

怀孕期间应将内裤更换成孕妈妈专用内裤。大部分的孕妈妈专用内裤都有活动腰带的设计，方便孕妈妈根据腹围的变化随时调整内裤的腰围大小，十分方便。高腰的设计可将整个腹部包裹，具有保护肚脐和保暖的作用。

•纯棉材质，健康保证•

孕妈妈阴道分泌物增多，所以宜选择透气性好、吸水性强及触感柔和的纯棉质内裤，纯棉材质对皮肤无刺激，不会引发皮疹。

 ## 正确测量体形很重要

孕妈妈要选择适合自己身体的内衣，在购买前要量好三围的尺寸：

上胸围尺寸：乳房隆起的最高点。
下胸围尺寸：乳房隆起处下缘。
腰围尺寸：上半身最细的部位。
臀围尺寸：臀部最丰满的部位。
身长：从颈部到下摆的长度。

第97天：了解腹部疼痛的原因1

腹痛是妊娠期常见的症状，有些腹痛是正常的胎动或宫缩引起的，有些却是疾病降临的信号。腹部藏五脏装六腑，所以出现腹痛情况切不可麻痹大意。

 妊娠原因引起的疼痛

•早孕反应腹痛•

表现为在孕早期出现一些并不很剧烈的腹痛和不适，但持续时间不长，很多时候还伴有呕吐，这是早孕反应的表现。随着孕早期的结束，这些疼痛、不适会自然消失。

•子宫增大压迫痛•

表现为怀孕3~4个月时出现下腹痛，这一时期子宫增大比较快，子宫周围的脏器因受到挤压而出现下腹部疼痛。随着妊娠月份的增加，疼痛会有所减轻或消失。

•食管裂孔疝•

表现为怀孕4~7个月时出现上腹部疼痛，多伴有胸闷、气短、胸痛、饱胀感、泛酸、打嗝儿等症状。在怀孕晚期症状会更为明显。

•早期宫缩•

表现为从怀孕3个月起，偶尔出现腹部紧绷感，有的伴随轻度疼痛，发生时间无规律性，也无阴道出血现象。这是一种生理现象，不必顾虑。

•先兆流产•

表现为怀孕7个月之内出现少量阴道出血，常比月经量少，血色多为鲜红色，有时伴有下腹痛、腰痛及下坠感。

•胎盘早期剥离•

表现为怀孕5个月后，突然出现大量阴道出血，持续性或轻或重的腹痛，腹部胀大变硬，按压时明显疼痛，常伴有恶心、呕吐、头晕眼花、面色苍白等症状。

•宫外孕•

大多数在怀孕3个月内发生，主要表现为不规则的少量阴道出血，血色暗红。突发腹痛并逐渐加重，进而发生晕厥和休克。

•葡萄胎•

表现为怀孕后早孕反应较为明显，腹部增大较快，胀痛而无胎动感，约在怀孕3个月阴道出现不规则出血，腹痛可轻可重，并可有水泡状物流出。

第98天：了解腹部疼痛的原因2

孕妈妈非妊娠原因的腹痛是指在孕期出现一些疾病，也可引起腹痛，但这些病与怀孕无直接相关的原因。

 非妊娠原因引起的腹痛

急性阑尾炎

表现为开始时出现上腹或脐周疼痛、呕吐，有时大便次数增加，数小时后因炎症波及局部腹膜，疼痛开始固定在阑尾所在的右下腹位置。

肠梗阻

表现为腹部绞痛、呕吐、腹胀，排便和排气停止。如果孕妈妈在怀孕之前曾经做过腹部手术，手术后发生的肠粘连往往是孕期引发肠梗阻的原因。

胆石症和胆囊炎

表现为右上腹发胀疼痛，右肩或后背部放射疼痛，活动和呼吸时疼痛加剧，并可有发热、寒战、恶心、呕吐的症状。

急性胰腺炎

表现为突然发作的持续性中上腹部剧痛，常在饱餐后发生，伴有发热、恶心、呕吐，严重者可发生腹膜炎和休克。

附件炎

表现为腹痛不能触碰，发热，阴道分泌物增多、色黄、有臭味，还可出现头痛、食欲缺乏、呕吐、腹泻、尿频、尿急等症状。

第99天：孕妈妈乳房保养方案

从孕中期开始，乳腺真正发达起来，此时对乳房进行合理的保养，有利于产后哺乳和恢复。

 ## 坚持乳房按摩

乳房若出现一般胀痛，孕妈妈可以用双手握住两侧的乳房，两手交替地按摩。每天有规律地按摩一次，也可以在洗澡或睡觉前进行2~3分钟的按摩。动作要有节奏，乳房的上下左右都要按摩到。

1.首先清洁乳头。用拇指、示指、中指同时向里按压。　2.用手指按住，扭动乳头。　3.用3个手指抓住，扭转乳头。

 ## 不要刺激乳房

乳头周围分布着大量的神经，内分泌物是通过神经传导的，如果过多刺激会使催产素分泌过多，作用于子宫，促进子宫收缩，会诱发流产、早产。因此孕期不宜过多地刺激乳房和乳头。孕妈妈要时时刻刻注意对乳房的保养，因为保养既能保持乳房的形体美，也为将来哺乳打下良好的基础。

 ## 保持乳房的大小平衡

孕19周的时候，雌激素分泌越来越多，乳腺导管出现阻塞，乳房里的内基质不断增多，导致乳房中脂肪的堆积，乳房的重量和体积在不断地变化，此时，孕妈妈需要均衡地安排睡觉的侧卧位姿势，以免产后乳房大小不一。

第100天：孕妈妈补碘三大攻略

孕妈妈的营养一向是孕期的重点，其中，碘的补充十分重要。孕妈妈缺碘易发生甲状腺肿大，并影响胎宝宝的发育。因此，从现在开始，补碘势在必行。

食盐中的碘

为满足成人每天150微克的碘需要量，应该摄入6～8克食盐。然而与非孕时期相比，孕妈妈需要增加33%的碘摄入量，这意味着孕妈妈要多吃半勺盐，才能满足对碘的需要量。

多维元素片中的碘

孕妈妈可以选择一种适用于孕期的多维元素制剂来补充维生素、矿物质和微量元素，由于碘的安全摄取范围较窄，孕妈妈选用时一定要看清其中的营养素成分。

食物中的碘

依靠这些寻常食物补碘的好处是无过量的风险，海藻类食物如海带、紫菜、裙带菜等，含碘量高，孕妈妈每周吃50克，能有效补碘，但不宜经常大量食用。

第101～102天：
第二次产检：唐氏综合征筛查常规检查

唐氏综合征是一种偶发性疾病，每一个孕妈妈都有可能生出"唐氏儿"。因此，孕期进行唐氏筛查非常必要。

特别需要进行唐氏筛查的准爸妈

序号	筛查人群
1	妊娠前后，孕妈妈有病毒感染史，如流感、风疹等
2	受孕时，夫妻一方染色体异常
3	夫妻一方年龄较大，超过35岁
4	妊娠前后，孕妈妈服用过致畸药物，如四环素等
5	夫妻一方长期在放射性环境或污染环境下工作
6	有习惯性流产史、早产或死胎的孕妈妈
7	夫妻一方长期饲养宠物

解读唐氏筛查报告

AFP（甲胎蛋白）：AFP是胎宝宝的一种特异性球蛋白，可预防胎宝宝被母体排斥。AFP正常值应大于2.5MoM，化验值越低，胎宝宝患唐氏征的机会越高。怀有先天愚型胎宝宝的孕妈妈，其血清AFP水平为正常孕妈妈的70%，即平均MoM值为0.7～0.8MoM。

HCG（人绒毛膜促性腺激素）：人绒毛膜促性腺激素值越高，胎宝宝患唐氏征的概率越高。怀有先天愚型胎宝宝的孕妈妈，其血清hCG水平呈强直性升高，平均MoM值为2.3～2.4MoM。

第103天：口腔保健，你做好了吗

许多口腔疾病都容易在妊娠期间发生或加重，一方面与身体变化有关，另一方面与孕妈妈的饮食有关。想要在孕期维护好牙齿，一定要做好口腔卫生保健。

 ## 孕期牙病易发的原因

1.怀孕后，女性体内激素增多，会使牙龈毛细血管扩张、弯曲、弹性减弱，以致血液瘀滞及血管壁通透性增强而造成牙龈炎。

2.孕妈妈由于饮食习惯和身体状况的改变，容易忽略口腔卫生，这也是牙病的重要诱因。

 ## 护牙爱齿开始行动

•营养和运动•

蔬菜、水果、米饭、鱼、肉、蛋、乳类都要均衡摄取。另外，孕妈妈在平时可做上下叩齿动作。这样不仅能增强牙齿的坚固性，还能增加口腔唾液分泌量。

•有效刷牙•

孕妈妈在每餐后必须刷一次牙，通常提倡"三三三刷牙法"，即每次在饭后3分钟之内刷牙，每颗牙的内侧、外侧、咬合面都要刷，每次刷牙不能少于3分钟。

•针对性保健•

如果孕妈妈由于吃酸性零食过多而引起牙齿过敏，可以嚼含川椒粒或使用脱敏牙膏，如果出现齿龈出血或水肿，最好使用能消炎止血的药物牙膏。如果有龋齿，要选用含氟或含锶的牙膏。

第104～105天：
指甲透露着孕妈妈的健康信息

孕妈妈机体的功能情况会在指甲上有一定的反应。孕妈妈平时只要注意观察指甲上的微妙变化，便可预测自己的健康状况。

 ## 看指甲的形状

如果孕妈妈的指甲形状像一个小匙子，甲色苍白，那么就有贫血的可能。如果发现你的指甲是这样的话，就要及时去医院检查，接受专业的治疗。

 ## 看指甲的颜色

如果孕妈妈的指甲无光并且全部是白色的，这可能是妊娠合并有肝部疾病的征兆，也许是缺乏锌元素及维生素B$_6$不足的征象。孕妈妈常会觉得手脚发凉、精神很差、易疲劳，而且皮肤干燥、粗糙，毛孔粗大。一方面要增强血液循环，减少代谢产物和毒素对肝脏的损害。另一方面，饥、饱不匀的不良饮食，会引起消化液分泌异常，导致肝脏功能失调。所以白指甲孕妈妈产检的时候别忘了化验肝功能。

 ## 看指甲的质地

如果孕妈妈的指甲发黄，很容易折断，做家务的时候轻轻碰撞一下，指甲顶端就会整块劈碎，那就要警惕有没有妊娠期糖尿病了。妊娠期糖尿病将危及孕妈妈和胎宝宝的健康，普通人患糖尿病的明显症状是三多一少，多饮、多食、多尿和消瘦，孕妈妈却没有什么明显症状，不易发现，通常要靠抽血筛查和做糖耐量试验。

第106～107天：胎宝宝的呼吸韵律

现在是胎宝宝非常快乐的时光，他能够做出各种各样的活动，他能随时玩弄脐带、握拳、伸脚、眯眼、吞咽、转身，甚至还会翻跟头呢！

 胎宝宝的发育

16周的胎宝宝身长大约有12厘米，体重增加到150克，胎宝宝此时看上去像一个梨子。胎宝宝在本周发生的最大的变化就是他自己会在子宫中玩耍了，胎宝宝在子宫中最好的玩具就是脐带了，他有时会拉它，用手抓它，将脐带拉紧到只能有少量空气进入，不必太担心，16周的胎宝宝自己已有分寸，他不会让自己一点空气和养分都没有的。另外，循环系统和尿道在这时也完全进入了正常的工作状态。胎宝宝在第16周时可以不断地吸入和吐出羊水了。

 孕妈妈的变化

这期间孕妈妈下腹部膨隆，感觉下坠，常常有心慌、气短的感觉，甚至便秘。血红蛋白下降，到第15周末，子宫底的高度处在耻骨联合与脐之间。这时阴道分泌物仍较多，腰部沉重感、便秘、尿频等现象依然存在。此外，孕妈妈还可发生头痛、痔疮及下肢、外阴静脉曲张。怀孕中期，丈夫及家人的体贴与爱抚使孕妈妈的心情趋于平静。这时将是孕期最乐观的日子。

第108天："吃"走四种坏心情

孕妈妈的情绪、心理与饮食习惯、营养摄入有着密切关系，只要注意吃得对、吃得好，远离怒、疑、怠、悲等坏情绪很简单。

 ## 愤怒

吃得过多或肉类与糖类食用过多，易使人焦虑、烦躁、易怒。而玫瑰花、莲藕和萝卜等食物，有理气的作用，可使人摆脱不良情绪的影响，而且还能缓解生气带来的胸闷、气逆、腹胀、失眠等症状。

 ## 懈怠

食盐过多、体酸、缺铁都会使人反应迟钝、懒散。孕妈妈应注意饮食规律，多吃富含铁与维生素C的食物，以保持良好的状态。

 ## 抑郁

营养匮乏、缺乏色氨酸是诱发抑郁症的重要原因。孕妈妈可以多喝富含氨基酸的鸡汤；通过食物多补充维生素C；每日摄取食物种类宜多，最好不少于20种；多吃香蕉、葡萄、苹果、橙子等能给人带来轻松、愉快情绪的水果。

第109天：做好孕中期的体重管理

怀孕并不意味着可以让体重无限增长，身体越胖，越容易引发疾病，产后恢复也比较困难。因此，从孕中期开始，一定要控制好体重，做到合理增长。

每天称两次体重，掌握体重走向

建议孕妈妈每天称两次体重，最好是早晨一次，晚上一次，并将每天的数据记录下来，细心的孕妈妈还可以把每天吃的食物、数量记录下来，这样更容易清楚地掌握。

有些孕妈妈为了控制体重而放弃主食，每天用零食来填饱肚子，其实这种想法是错误的，这样更容易使体重增加。

每天散步1小时，创造锻炼的机会

散步是最休闲，也是最有效的消耗热量、帮助消化的方法，尤其是晚餐胃口比较好的孕妈妈，要坚持散步。忙碌了一天，出去散步还可以缓解疲劳，增进和准爸爸的交流。

规律的生活作息，避免晚睡晚起

规律的生活作息是必需的，即使休息在家也不能晚睡晚起，这样很容易使体重增加，而且孕妈妈的作息很容易影响到胎宝宝，小心他也是个小懒猫。

第110天：一起来做孕妇操

怀孕13周～28周，孕妈妈进入孕中期。在此期间早孕反应逐渐减轻，食欲增加，孕妈妈进行体育锻炼不仅有利于自身的身体健康，而且有利于胎宝宝的生长发育。

 ## 进行有规律的运动

1.跪坐：跪坐，深呼吸。

2.手放膝盖前方：跪正，臀部与膝盖垂直，两手放在膝盖的前方，手掌与膝盖平行，吸气，腰部凹陷，头抬高，脸向前。

3.腰部上下摆动：呼吸，腰部抬高，头向内缩，深呼吸，腰部上下摆动数次。

4.还原调吸：还原，将呼吸调整均匀。

第111~112天：孕妈妈抽筋怎么办

怀孕后小腿抽筋多是由缺钙引起的，补钙的同时补充维生素D、镁、磷等营养素，能够促进钙质更好地吸收。

引起腿部抽筋的原因

孕期抽筋是孕期不适症候群中的一种病态现象。孕妈妈腿部肌肉负担增加，体内钙与磷比例不平衡。怀孕期间走太多路、站得太久，都会令小腿肌肉的活动增多，以致孕妈妈体内的钙不敷使用，因而引起腿部肌肉痉挛；另外，血液循环不良或寒冷也是引起抽筋的原因。

预防抽筋的关键

1.睡觉时脚不要伸直。如果是仰卧，在膝盖下垫一个软枕头；侧卧时，可将软枕夹在两膝之间。这样有助于血液流回心脏。

2.坐姿时可将脚垫高，在家里可把脚放在茶几上。上班时，可在桌下放一把小凳或木箱垫脚。

3.为保证腿部血流畅通，孕妈妈不要穿高跟鞋或过紧过硬的鞋子，应选择平稳舒适的软底鞋。

4.最关键的是平时增加钙的摄入，尤其是牛奶、虾皮、紫菜、海带、大豆和豆制品。吃这些食物时要少吃菠菜，因为菠菜中草酸含量较多，会与钙结合成草酸钙，影响钙的吸收。

5.孕妈妈平时要多晒太阳，若抽筋频繁，可以遵医嘱口服钙片。

PART 5

第五个月：大肚子凸起来了

第113天：身体比例更协调了

在今后的3周内，胎宝宝将经历一个飞速增长的过程，重量和身长都将增加两倍以上。

胎宝宝的发育

17周的胎宝宝身长大约有13厘米，体重150～200克。宝宝此时的骨骼都还是软骨，可以保护骨骼的"卵磷脂"开始慢慢地覆盖在骨髓上。

胎宝宝17周的时候可以借助听诊器听到他强有力的心跳。胎宝宝有力的心跳可以减少孕妈妈对分娩的恐惧，使孕妈妈信心倍增。同时孕妈妈那颗因怕宝宝在怀孕时受到伤害的心可以暂时放下了，宝宝强有力的心跳说明了一切，从此可以通过听胎心音来确定宝宝的健康状况，如发现任何异常，要立即到医院寻求医生的帮助。

孕妈妈的变化

胎宝宝17周的时候，孕妈妈的身体重心随着子宫的不断增大而发生着变化，这时候孕妈妈可能会感到行动有些不方便，所以要注意衣服的舒适和随意，鞋要尽量选择软底平跟的。

通常在怀孕14～18周的时候，建议到医院做一次产前的检查和诊断。如果怀孕时你的年龄已在35岁以上，并曾有过流产和死产史，通过检查可以对胎宝宝先天性和遗传性疾病做出判断。

第114天：预防胎宝宝贫血，补铁是关键

怀孕中晚期，孕妈妈对铁元素的需要量更大了，如果从食物中摄取不能满足需要，那么就容易导致孕妈妈和胎宝宝贫血。

 加强铁质的摄入

铁是人体生成红细胞的主要原料之一，孕期缺铁性贫血，不但可以导致孕妈妈出现心慌气短、头晕、乏力，还可导致胎宝宝宫内缺氧，生长发育迟缓，出生后智力发育障碍，因此，在孕期应特别注意补充铁剂。

•孕5月要加强补铁•

由于怀孕到第五个月时，胎宝宝会以相当快的速度成长，血容量扩充，铁的需要量会成倍增加，所以孕妈妈对铁的需求量也跟着增加。如果不注意铁质的摄入，非常容易患上缺铁性贫血。

•富含铁的食物•

种　类	食　物
谷类	糙米、小米、玉米、燕麦
豆类	绿豆、紫芙豆、黑芝麻
菌藻类	紫菜、海带、口蘑、杵蘑、黑木耳
海产品	海蜇皮、海蜇头、虾米、虾皮等
蔬菜类	菠菜、芹菜叶、苦菜、马铃薯等
动物类	动物的肝脏，尤以猪肝、鸭肝含铁量最高

第115天：锁住食物的营养

制定孕妈妈食谱时，食物的种类固然重要，但在食物的烹饪方法上同样需要下工夫。即使是同一种食品，由于烹饪方法的不同，其营养含量也不尽相同。

"锁住"钙的烹饪技巧

菠菜、苋菜等蔬菜含草酸多，可先焯后炒，焯的过程中能去掉绝大部分草酸，有利于钙的吸收；鱼头炖豆腐，强强联合，通过维生素D让钙留在体内；醋有助于钙的利用吸收，炒豆芽菜、炖排骨、做小酥鱼时，都可以加点醋。

"锁住"维生素C的烹饪技巧

蔬菜择干净后，先洗后切，切完后再炒，可防止维生素C丢失。维生素C喜欢酸性环境，所以，烹饪时应该适当地放点醋。炒菜时还应采取大火快炒。

"锁住"维生素B_1的烹饪技巧

米饭别捞，面食别炸。因为捞饭时维生素B_1会溶进汤中，油炸食物的维生素B_1保存率低。

"锁住"胡萝卜素和番茄红素的烹饪技巧

胡萝卜素和番茄红素"喜油"，只有溶解在脂肪里才能被人体吸收，所以，榨汁或生吃胡萝卜、番茄，都会浪费这两种抗氧化物，最好是烹饪后食用。

102

第116天：腰酸背痛怎么办

孕期由于身体和生理上的变化，会使孕妈妈出现腰酸背痛的现象，看来当妈妈真不是一件容易的事，掌握一些小窍门，可远离腰酸背痛。

 挺起腰椎向前走

•站姿•

双腿平行直立，膝盖微向前弯曲，重心置于足部，肩稍往后，两臂放松。当然，孕妈妈是不适合长时间站立的，如果需要长时间站立，可以在前面放一个小脚凳，让双脚轮流置于脚凳上，或将双脚前后叉开站立，重心放在后脚，隔一段时间再换脚。

•由坐而站•

猛然从座椅上站起来，也会使得腰椎受力过大而受伤，应以手力、腿力辅助腰力，用双手握住椅子的扶手，慢慢地将身体撑起，才能避免腰椎受伤。

 坐姿睡姿要调整

•坐姿•

孕妈妈应选择有扶手、有靠背的椅子来坐；坐时臀部和背部要紧贴椅背，臀部与背部应成90°，膝盖与脚跟也要成90°。如果需要长时间坐着，可在腰后加个小枕头帮助支撑腰椎；如果椅子太高，可加个小脚凳，避免双脚悬空。肩、颈、头部保持直立与平衡，肩部自然放松下垂，身体靠近工作平台，上臂自然垂放在身体两侧，背部保持正常的曲度，双脚平放于地面上。

•睡姿——左侧卧•

双腿支撑骨盆，然后轻轻扭动骨盆，一直调整到腰部舒适地紧贴床面为止。

•起床姿势•

不要由平躺直接抬起上身，先要保持上半身与下半身在同一平面上，然后同时侧向翻身，待转过身子之后，先用手将上半身撑起，同时将双腿沿床边放下，再坐直上半身。

第117天：告别孕期抑郁症

不良的情绪问题会呈现一种不稳定性的发展，孕妈妈情绪沮丧、心情焦虑会增加胎宝宝在发育中的危险，所以孕妈妈一定要控制好自己的情绪。

 ## 容易被忽视的孕期抑郁症

孕期抑郁症与产后抑郁症一样普遍，但往往容易被忽视。如果没有得到充分重视和及时治疗，孕期抑郁症也具有相当的危险性，如果孕期的抑郁情绪得不到及时调整，就很容易增加产后忧郁症的概率。

 ## 两条小妙招，远离抑郁症

•尽量使自己放松•

孕妈妈也许会觉得应该抓紧时间找好产后护理人员，给房间来个大扫除，或在休产假以前把手头的工作都结束，其实这其中最重要的一条，就是善待自己。尽量多做一些会使孕妈妈感觉愉快的事情。

•释放不良情绪•

如果孕妈妈感觉到郁闷的情绪久久挥之不去，应该及时与准爸爸、亲密的朋友倾诉，或者是咨询医生。孕妈妈处在怀孕的非常时期，需要爱人和朋友的精神支持，而只有当他们明白孕妈妈的一切感受时，他们才能给予真正需要的安慰和帮助。

第118~119天：避开胎教的误区

胎教是妈妈与宝宝心灵沟通的第一步，所以孕妈妈都特别重视胎教，但是孕妈妈可能不知道，胎教实施不当，对胎宝宝也不好，那么如何避开胎教的误区呢？

误区一：拍打"胎教"

胎宝宝在腹中的时候，胎动并不是闲来无事在和孕妈妈做游戏，他可能是伸个懒腰，或换个睡姿。此时对他的拍打很容易引起他的烦躁不安，这并不能起到胎教的作用。

误区二：所有世界名曲都适合胎教

胎教要定时、定点，每天孕妈妈可以设定半个小时来听音乐，时间不宜过长。在选择音乐时要有讲究，不是所有的世界名曲都适合进行胎教，最好要听一些舒缓、欢快、明朗的乐曲，而且要因时、因人而选曲。在怀孕中期，听欢快、明朗的音乐比较好。

误区三：胎教可以随时随地进行

首先，胎教要适时适量。要了解胎宝宝的活动规律，一定要选择胎宝宝觉醒时进行胎教，且每次不超过20分钟。其次，胎教要有规律性。每天要定时进行胎教，让胎宝宝养成规律生活的习惯，同时也利于出生后良好生活习惯的养成。

最后，胎教要有情感交融。在施教过程中，孕妈妈应注意力集中，完全投入，与胎宝宝共同体验，建立起最初的亲子关系。

第120天：胎宝宝与羊水相依

　　对18周的胎宝宝来说，他现在的"房子"非常大，所以他会非常活跃，频繁地变换姿势，做各种动作。孕妈妈，细心去体会这幸福的时光吧！

 ## 胎宝宝的发育

　　18周的胎宝宝身长大约有14厘米，体重约200克，胎宝宝此时小胸脯一鼓一鼓的，这是他在呼吸，但这时的胎宝宝吸入呼出的不是空气，而是羊水。

　　胎宝宝18周的时候，如果是女孩，她的阴道、子宫、输卵管都已经各就各位；如果是男孩，他的生殖器已经清晰可见，当然有时因胎宝宝体位的不同，小小的外生殖器也会被遮住。

 ## 孕妈妈的变化

　　由于孕妈妈的腹部在不断增大，其他脏器也随着子宫的增大和胎宝宝的发育发生一定的位移。子宫的顶部呈圆形，同时也在拉长。子宫的位置在肠道的上前方，一些孕妈妈会在站立时轻易地触摸到膨隆起来的腹部。可以开始进行乳头的保养，做些授乳前的准备。孕妈妈应注意体重，准备一台人体秤，一周称一次。怀孕中期，每周体重增加不宜超过500克。

第121天：孕中期的饮食指导

孕中期是胎宝宝身体各项功能发育的重要时期，孕妈妈提供的营养关系到胎宝宝的茁壮成长。因此，合理补充营养尤为重要。

如何一人吃，两人补

孕中期孕妈妈的基础代谢率增加，每天所需的营养也比平时多，食欲自然大增。如果担心发胖，或胎宝宝过大而过度限制饮食，则有可能造成母体营养不良，甚至影响胎宝宝生长发育。另一方面，孕妈妈也应该注意在饮食的质与量上把握好，不致使体内脂肪堆积过多。

由于食欲增加，孕妈妈的进食量会逐渐增多，容易引起一些肠胃问题，孕妈妈要做好肠胃的保健工作。当胃胀时，可以服用1~2片干酵母，以增强肠胃消化功能。进入孕中期，孕妈妈还应注意对于钙及维生素D的补充。

甜食不能吃太多

脂肪在营养素中的热量最高，分为植物性脂肪和动物性脂肪。植物性脂肪含有细胞膜的成分，所以，孕妈妈应适当补充。但动物性脂肪不仅不能给胎宝宝提供营养，过量摄取还会直接滞留在孕妈妈的皮下脂肪，导致肥胖。

孕中期，孕妈妈若想控制体重，应该减少动物性脂肪的摄取量，最好用植物性脂肪代替。与动物性脂肪一样危险的是甜食，甜食也是导致肥胖的根源，所以孕妈妈不要一次吃过多的甜食。

肉食、素食均衡搭配

怀孕后长期坚持素食极不利于胎宝宝的正常发育。据研究表明，孕期不注意营养，蛋白质供给不足，可使胎宝宝脑细胞减少，影响日后的智力，还可导致胎宝宝畸形或营养不良。

第122天：给胎宝宝取一个小名

给胎宝宝取一个小名，虽然他还没有出生，虽然他还不能见到爸爸妈妈，但这对他的身心发育和健康生长却是很有益的。

取名字，有意义

在胎宝宝还没有出生的时候给他取一个小名，然后经常对着腹部亲切地叫胎宝宝的小名，当胎宝宝熟悉孕妈妈的声音和名字后，就会形成条件反射，出生后再呼唤宝宝，他听到熟悉的声音和名字就会有所回应，这也是一种非常好的胎教形式。

取名字，有讲究

•以数字、虚词起名•

数字有很强的表现力，在名字里加入数字，往往令人有"耳目一新"的感觉。名字中的数字有很多学问，只要巧妙运用，就能起出新意。虚词：之，以，亦，然，与实词搭配，文化气息比较浓厚。

•根据出生当天的特征起名•

如果准爸妈在孕期都没想到合适的名字，还可以随机应变地根据宝宝出生时的日期、时辰、季节、天气、事件等因素来起名。

第123天：远离这些食物要记牢

怀孕期间，孕妈妈变得格外嘴馋，准爸爸对此也有求必应。但为了保证充足的营养供给，准爸爸一定要注意孕妈妈的一些饮食禁忌，严格把好食物关，以免因饮食不当造成对孕妈妈和胎宝宝的危害。

少食辣味

也许孕妈妈由于没有食欲而依赖于辣椒等刺激性食物，这就需要注意了。芥末、山俞菜、辣椒、咖喱等辛辣的食品对孕妈妈有刺激作用，少量摄取没有太大的问题，多了就会刺激肠胃，造成胃肠蠕动加剧、胀气，加重孕妈妈痔疮、便秘等不适症状，甚至会影响到胎宝宝的健康发育，是孕期应控制食用的食品。

谨食冷饮

孕妈妈怀孕后由于内热，喜欢吃冷饮，其实这对身体健康极为不利。孕妈妈在怀孕期胃肠对冷热的刺激非常敏感。多吃冷饮能使胃肠血管突然收缩，胃液分泌减少，消化功能降低，从而引起食欲缺乏、消化不良、腹泻，甚至引起胃部痉挛，出现剧烈腹痛现象。而且会刺激胎宝宝，使他在子宫内躁动不安，胎动会变得频繁。因此，准爸爸一定要做好监督，孕妈妈不能因贪吃冷食而影响自身和胎宝宝的健康。

第124天：第三次产检

在18周左右，孕妈妈需要做第三次产前检查，这样可以发现胎宝宝是否健康，是否多胎，甚至还能鉴定胎宝宝是否畸形。

 ## 详细的超声波检查

孕18周时做超声波检查，主要看胎宝宝外观发育上是否有较大的问题。医生会仔细量胎宝宝的头围、腹围，看大腿骨长度及检视脊柱是否有先天性异常。

 ## 羊水穿刺检查

羊水检查是产前诊断常用的有创伤性的一种方法。利用羊水检查，可预测多种新生儿疾病：

•染色体或遗传代谢疾病•

可以用羊水中胎宝宝脱落下来的细胞做培养实验，细胞培养后可检测染色体疾病或遗传代谢病，这种检测方法比较科学、准确。

•无脑儿或开放型脊柱裂畸形•

可以通过检查羊水中甲胎蛋白的含量来判断胎宝宝是否患此类疾病。当正常怀孕15~20周时，羊水中甲胎蛋白的含量在10微克/毫升以下。若偏离此数值，就有可能发生无脑儿或开放型脊柱裂畸形等。

第125天：对付小腿水肿有妙招

到了孕中期，增大的子宫压迫双腿静脉血管回流，组织体液淤积而引起小腿水肿，这是正常现象，分娩后就会消退。

 ## 注意保暖

水肿，即水分积存。为了消除水肿，必须保证血液循环畅通、气息顺畅。为了做到这两点，除了安心静养外，还要注意保暖。在怀孕期间尽量避免穿着过紧的衣服、鞋袜。

 ## 充分休息

消除水肿最好的方法莫过于静养，研究表明，人在静养时，心脏、肝脏、肾脏等负担会减少，水肿自然会减轻或消失。

 ## 抬高双腿

建议孕妈妈在睡前或午休时把双腿抬高15～20分钟，可以起到加速血液回流、减轻静脉内压的双重作用，不仅能缓解孕期水肿，还可以预防下肢静脉曲张等疾病的发生。

第126天：阴道出血别惊慌

一些孕妈妈在孕中期会出现阴道出血的异常状况，这让孕妈妈很担心：阴道出血会影响到胎宝宝吗？会不会流产呢？别害怕，马上前往医院。

葡萄胎

•自诊要点•

会有持续的阴道出血，早孕反应严重，HCG水平特别高，子宫的大小大于正常妊娠月份。

•如何处理•

马上住院治疗，经过超声波检查、血液检查等确诊是自然流产时，医生会做及时处理，进行"清宫"。因为该病会演变成绒癌，所以在两年内还要监测HCG水平，以防止出现异常状况。

流产

•自诊要点•

阴道有少量出血，根据流血量和积聚在阴道内的时间不同，颜色可为鲜红色、粉红色或深褐色。有时有轻微下腹痛，胎动有下坠感，轻度腰酸腹胀。

•如何处理•

经过超声波检查、血液检查等确诊是自然流产时，医生会做及时处理，将子宫内的残留物清理干净。

异位妊娠

•自诊要点•

从出血量上来看，没有办法区分宫外孕与先兆流产等，孕囊没有破裂时，不会有痛感，一旦破裂，就会疼得难以忍受，且大量出血。

•如何处理•

6～7周时进行超声波检查，确认宫腔内没有孕囊后需要立即住院，进行腹腔镜手术，将子宫外的孕囊处理掉。

第127天：感觉器官开始发育

胎宝宝的听力发达起来了，他不停地捕捉着周围的声音，感到新奇又兴奋，快和胎宝宝说说话吧，他最喜欢妈妈温柔的声音了。

胎宝宝的发育

19周的胎宝宝身长大约有15厘米，体重200～250克。胎宝宝此时开始能够吞咽羊水，肾脏已经能够制造尿液，头发也在迅速地生长。19周的时候，宝宝最大的变化就是感觉器官开始按照区域迅速发展。味觉、嗅觉、触觉、视觉、听觉从现在开始在大脑中专门的区域发育，此时神经元的数量减少，神经元之间的连通开始增加。

孕妈妈的变化

胎宝宝19周的时候，孕妈妈的子宫底每周会升高1厘米，每天孕妈妈都会清楚地感到胎宝宝在不停地运动，甚至于晚上因为他的折腾而使孕妈妈无法入睡。现在孕妈妈应该坚持有规律地数胎动了，时间最好固定，胎动一般平均每小时3～5次。每天坚持数胎动是一种直接的胎教。当孕妈妈对胎宝宝高度注意时，可以想象胎宝宝的各种体态，胎宝宝也会回应孕妈妈的感受，这样会增进母子之间的感情交流。

第128天：严格把好食物关

因为孕期饮食和胎宝宝以及母体的健康有着直接的关系，所以对于有些会伤害到胎宝宝和孕妈妈的食物，一定要避而远之。

不宜多吃菠菜

人们常常认为菠菜中含有丰富的铁元素，因此对于补铁是极为有利的。但由于菠菜中草酸含量丰富，进而阻碍铁元素在小肠中的吸收，这样会造成孕妈妈身体对铁元素的吸收不足，很容易导致孕期贫血。

不宜多吃桂圆

桂圆中的糖类和维生素的含

量都非常丰富，但是由于桂圆本身火气比较大，因此不适合孕妈妈食用。女性在孕期食用桂圆会引起过分胎动、头晕、上火，甚至会导致先兆流产。与桂圆有同样滋补功效的蜂王浆、人参等，孕妈妈最好都不要冒险食用。

不宜吃油条

在油条的制作中，须加入一定量明矾，而明矾正是一种含铝的无机物。炸油条时，每500克面粉就要用15克明矾，也就是说，如果孕妈妈每天吃两根油条，就等于吃了3克明矾，这样天天积蓄起来，其摄入的铝就相当惊人了。这些明矾所含的铝通过胎盘，侵入胎宝宝的大脑，会造成大脑发育的障碍，增加痴呆儿的概率。

不宜吃火锅

火锅的原料是羊肉、牛肉、猪肉，甚至狗肉，这些生肉片中都可能含有弓形虫的幼虫以及家畜或家禽的寄生虫。这些虫体极小，寄生在畜禽细胞中，涮煮不透的话有害于母子健康。

第129天：胎动的感觉真奇妙

胎动是胎宝宝和孕妈妈之间亲密的互动，第一次胎动会使孕妈妈激动万分，孕妈妈会感觉到胎宝宝是真实存在的。

 ## 胎动时，胎宝宝在做哪些运动

全身性运动：整个躯干的运动，例如翻身。这种运动力量比较强，而且每一下动作持续的时间比较长，一般为3~30秒。

肢体运动：伸伸胳膊、扭一下身子等，每一下动作持续时间一般为1~15秒。

下肢运动：也就是孕妈妈常常感觉到的胎宝宝的踢腿运动。这种动作很快，力量比较弱，每一下胎动持续时间一般在1秒以内。

胸壁运动：比较短而弱，一般孕妈妈不太容易感觉得到。

 ## 胎宝宝这时最活跃

胎宝宝在晚上最活跃，一方面因为胎宝宝在此时比较有精神，另一方面，孕妈妈通常在这个时间能静下心来感受宝宝的胎动，所以会觉得动得特别多。

第130天：胎动规律早知道

胎宝宝什么时候动得多，什么时候动得少，都是有规律的，每个阶段胎动的方式也是不同的。掌握胎动的规律可以帮助孕妈妈判断胎宝宝的发育和生活情况。

 ## 孕16~20周：胎动不明显

胎动位置：此时胎动多发生在腹部下方中央，靠近肚脐的位置。

胎动感觉：这段时间孕妈妈刚能感觉到胎动，胎宝宝的运动量不大，动作也不剧烈，因此，孕妈妈对胎动的感觉并不明显，有时肚子会有"咕噜咕噜"的感觉，第一次怀孕的孕妈妈常会认为这是消化不良、饥饿的表现。

 ## 孕20~35周：胎动最激烈

一般从28周开始，胎宝宝的生活节奏就比较明显了，他会有睡眠和觉醒的周期。醒着时，胎动较多，胎动的幅度也大；睡觉时，就显得很安静，即便有胎动，动作也很小。

孕29周以后，胎动的幅度变小了，但胎动的频率会达到最高峰，胎动方式也变得多种多样了，孕妈妈也能更加明显地感觉到胎动。

 ## 孕36~40周：胎动有所减弱

胎动位置：胎动遍布整个腹部，并随着胎宝宝的升降而改变位置。

胎动感觉：随着胎宝宝越长越大，大翻身式的胎动不再那么频繁了。如果胎宝宝正在吮吸自己的拇指，突然发现"找不到"拇指了，他的小脑袋就会从一边转到另一边，试图找回自己的拇指。这时，孕妈妈就会感到胎宝宝这一快速、突发的胎动。

在孕期的最后两周，胎动可能会稍慢下来，宝宝成长的速度也会稍稍下降。这些都是正常的，孕妈妈不必担心。

第131～132天：
学会数胎动，监测胎宝宝健康

数胎动是判断胎宝宝安全与否的一种简单而直观的手段。因此，孕妈妈要每天坚持定时数胎动并记录下来。

胎动多少算正常

胎动的强弱和次数个体差异很大。有的12小时多达100次以上，有的只有30～40次。但只要胎动有规律、有节奏，变化曲线不大，就说明胎宝宝发育是正常的。

怎样数胎动

一般从孕28周开始数胎动，直至分娩。每天早、中、晚固定一个自己最方便的时间数3次胎动，每次数一小时。数胎动时可以坐在椅子上，也可以侧卧在床上，把双手轻放在腹壁上，静下心来专心体会胎宝宝的活动。用纽扣或其他物品来计数，胎动一次放一粒纽扣在盒中，从胎宝宝开始活动到停止算一次，如其中连续动几下也只算一次。一小时后，盒中的纽扣数即为一小时的胎动数，将3次数得的胎动数相加，再乘以4，即为12小时的胎动数，将结果记录下来。

第133天：故事胎教：《春天来了》

大自然总能给人们最美的体验。小生命的到来对于孕妈妈而言就像人生中的春天，为家庭带来了希望和喜悦。

春天来了

春天来了，小树发芽了，小草变绿了，小花也开了，有桃花、梨花、丁香花、玉兰花，真是漂亮极了。

晚上，天空挂着月亮，小星星在月亮婆婆身边睡着了。

这时，公园里传来了好听的说话声。

桃花说："春天真好，我最喜欢春天了，太阳暖暖的，花儿也开了，多好啊！你们说是不是我先开的？

是我把春天迎来的。"

梨花说："你说得不对，是我先开的，你看我全身白白的，多像雪白的玉。"

玉兰花说："你们说的都不对，是我最先和春姑娘说话的，我最香了，春姑娘最喜欢我了。"

花儿们的说话声把月亮婆婆吵醒了，月亮婆婆问花儿们："你们说什么呢？真热闹，让我也听听。"

梨花向月亮婆婆招招手，高兴地说："月亮婆婆，春天真好，您告诉我们。

是谁最先把春天姑娘迎来的？"

月亮婆婆想了想，微笑着说："春姑娘是小草最先迎来的，在你们没开花的时候，小草已经钻出地面了。"听了月亮婆婆的话，桃花、梨花、玉兰花都低下了头。

月亮婆婆又说："好了，孩子们，咱们睡觉吧！待一会儿春姑娘该来叫你们了。"

公园里又安静了，月亮婆婆，还有桃花、梨花、丁香花、玉兰花都闭上眼睛了。

在她们的梦里春姑娘还在跳舞呢。

第134天：
孕妈妈将免疫抗体传送给胎宝宝

恭喜呀恭喜，现在你已经走过了一半的孕程。胎宝宝会通过血液"邮递员"收到妈妈送给他的一件礼物——免疫抗体，它会帮助宝宝在出生后的最初一段时间内抵抗疾病。

 ## 胎宝宝的发育

20周时的胎宝宝生长趋于平稳，身长已达16.5厘米，体重达到250克。胎宝宝的感觉器官进入成长的关键时期，大脑开始划分专门的区域，进行嗅觉、味觉、听觉、视觉以及触觉的发育。胎宝宝的视网膜形成了，开始对光线有感应，这时可以用手电照射腹部进行光照胎教，胎宝宝对强光的反应会很大。胎宝宝经常喝羊水，吸收水合物和营养，在羊水里呼吸和排尿。

 ## 孕妈妈的变化

孕妈妈的子宫顶部现在已经达到了肚脐的位置，体重可能已经增长了4.5千克。从现在起，预计每周孕妈妈会平均增加0.45千克左右。如果孕妈妈怀孕之前体重偏轻，此时需要多增加一些；如果孕前孕妈妈的体重偏胖，此时需要少增加一些。要确保孕妈妈摄入足够的铁，这种矿物质主要用来制造血色素，即红细胞中携带氧气的部分。在孕期，孕妈妈的身体需要更多的铁来满足胎宝宝的发育和胎盘的需要，同时配合孕妈妈血容量增加的要求。富含铁的食物包括瘦肉、禽类、鱼、扁豆和其他豆类、谷物等。

第135天：吃一顿美味大餐

　　孕妈妈现在的饮食不仅关系到胎宝宝的身体健康，还会影响到胎宝宝以后的饮食习惯。看来，孕妈妈的饮食状态和其他任何一种胎教方式一样，对胎宝宝有着不可忽视的影响。

南瓜豉汁蒸排骨

材料准备

猪肋排300克，南瓜200克，豆豉5克，盐1/2小匙，酱油1小匙，葱、姜各5克。

做法

1. 将南瓜洗净削去外皮，用小刀在距南瓜顶1/3处开一个小盖子，挖出里面的瓜瓤，做成南瓜盅。
2. 将葱切成小段，姜切成片备用。
3. 把排骨斩成小块，加入豆豉、盐、葱段、姜片、酱油腌制20分钟。
4. 将腌好的排骨放入南瓜盅内，上锅蒸熟即可。

生炒四丝

材料准备

韭黄150克，豆腐干100克，榨菜20克，水发木耳、红辣椒各15克，粉皮30克，水淀粉、盐各1小匙，白酱油2小匙，鸡精、香油各1/2小匙，植物油3大匙。

做法

1. 把韭黄切成段，豆腐干、粉皮、榨菜、水发木耳及红辣椒均切成丝。

2. 把油锅烧热，加调料及高汤，再放进韭黄、豆干、粉皮、榨菜、木耳及辣椒拌炒，最后加入水淀粉勾芡即可食用。

第136天：学习测量宫底高

宫底高是下腹耻骨联合处至子宫底部的高度，它和胎宝宝在子宫内的生长发育情况密切相关。

 请丈夫帮忙测量

测量宫底高度这项任务可以请丈夫帮忙完成，将测量的结果记录下来，以便判断胎宝宝的发育情况与怀孕周数是否相符。具体的测量方法如下：

1.排空小便，平躺或半卧在床上。

2.用软尺测量耻骨联合上缘中点至宫底的距离。

耻骨联合的位置：通俗地讲，耻骨联合的位置就是阴毛覆盖区域的骨头。

3.一般从怀孕20周开始，每4周测量一次；怀孕28～35周每两周测量一次；怀孕36周后每周测量一次。

 宫底高度的变化规律

孕16～36周，宫底高度平均每周增加0.8～0.9厘米，孕36周以后增加速度减慢，每周增加0.4～0.5厘米。

孕周	腹围上限（厘米）	腹围下限（厘米）	标准（厘米）	宫底位置
20	76	89	82	在肚脐下约1横指
24	80	91	85	在肚脐上约1横指
28	82	94	87	在肚脐上约3横指
32	84	95	89	约在肚脐与胸骨下端剑突之间
36	86	98	92	宫底达到最高值，其中央部分在胸骨剑突下2横指
40	89	100	94	胎头下降到骨盆，宫底恢复到孕32周时的高度

第137天：腹胀严重的调理方法

腹胀是孕期特有的生理现象，有时它只不过是子宫肌肉收缩运动的结果，我们把缓解腹胀的秘密告诉孕妈妈，做到有备无患。

 少量多餐

如果孕妈妈已经感到肠胃胀气，却还进食大量食物，在增加肠胃消化负担的同时，只会令胀气情况更加严重。妊娠中期的孕妈妈可采用少量多餐的进食原则。每一餐不要吃太饱，从每日三餐的习惯，改至一天吃六至八餐，以减少每餐的分量。孕妈妈可多吃含丰富纤维素的食物，如蔬菜、水果，以及含丰富纤维素的小食品。纤维素能帮助肠道蠕动。流质的食物虽然较好进食，但却并不一定好消化，因此孕妈妈可选择半固体的食物。

 细嚼慢咽

吃东西时应细嚼慢咽，进食时不要说话，避免用吸管喝水。不要常常含着酸梅或咀嚼口香糖等，这些都可避免让不必要的气体进入腹部。

 多喝温开水

孕妈妈每天至少要喝1500毫升的水，充足的水分能促进排便。每天早上起床后可以先补充一大杯温开水，也有促进排便的功效。

 保持适当运动

为了减轻孕期腹胀，孕妈妈应适当增加每天的活动量，饭后散步是最佳的活动方式。随着孕期增加，每天散步的次数也可慢慢增加，或是延长每次散步的时间。建议孕妈妈可于饭后30分钟至1小时，到外面散步约20～30分钟。

第138天：孕妈妈鼻出血莫紧张

很多孕妈妈在孕期都会出现鼻出血的现象，千万别着急，提前学会一些鼻出血的护理方法可能会派上用场。

鼻出血的处理方法

当孕妈妈流鼻血时，不要慌乱，按照以下步骤进行止血：

1.先将血块擤出来，清除血块后，血管内的弹性纤维才能收缩，使流血的开口关闭。

2.坐在椅子上，用手指紧紧捏住鼻子，千万不要向后仰或躺下，否则血液会回流到嗓子里。

3.在出血的鼻孔里塞一团干净的湿润棉花，然后捏住鼻子，持续压紧约5分钟，若仍无法止血，再重复进行塞棉花和捏鼻子。

4.鼻血止住后，在鼻孔内涂抹少量维生素E软膏，帮助愈合鼻内伤口。

如何预防鼻出血

•增加空气湿度•

当环境干燥时，鼻子需要更努力地工作，鼻黏膜血管极易受到损伤，因此建议使用加湿器来提高空气湿度，加湿器中加入蒸馏水，自来水不纯，会导致鼻黏膜过敏。

•不要挖鼻孔•

坚硬的指甲极易损伤鼻黏膜和鼻腔内的毛细血管，从而引起鼻出血。

•补充维生素C•

维生素C是形成胶原蛋白所必需的物质。上呼吸道组织里的胶原蛋白帮助黏液附着于适当的场所，使鼻窦及鼻腔内产生一个湿润的保护膜。

•补充维生素K•

维生素K是正常凝血功能所必需的。其主要来源有苜蓿、海带，以及所有深绿色叶菜类。

第139～140天：孕妈妈玩折纸

有趣的折纸游戏可不只是小朋友的专利，孕妈妈不妨试一试，手指动一动，胎宝宝更聪明。

 可爱的小兔子

1 将正方形纸对折，从中间展开。

2 将左右两边向折痕折叠后打开。

3 将纸张顶边向底边进行折叠。

4 将两个边向折痕折叠后打开。

5 用手指分别打开右边的上下两个边。

6 还原后将折纸模型左边的矩形向后翻折。

7 将整个折纸的上部向后折。

8 按箭头所示，将右边的三角形展开。

9 将三角形两个顶角向上翻折，四边形的底角向后折。

10 如图所示，将左边角向右边折叠。

PART 6

第六个月：感受到胎宝宝的存在

第141～142天：
胎宝宝能听到妈妈的声音了

胎宝宝现在可以称得上是个小运动健将了，平均一个小时要动50次，差不多是一分钟就要动一次呢！

胎宝宝的发育

21周的胎宝宝现在身长大约18厘米，体重300～350克，体重开始大幅度增加。眉毛和眼睑清晰可见，手指和脚趾也开始长出指甲。

21周的胎宝宝听力达到一定水平，已经能够听到孕妈妈的声音了。那么，现在就开始跟宝宝讲话吧。可以选择一些好听的故事讲给胎宝宝听，也许将来这些故事会是宝宝出生后最喜欢的呢！

孕妈妈的变化

孕妈妈现在应当彻底摆脱了怀孕初期的身体不适，开始发现自己异常能吃，而且很多以前不喜欢的食物现在反倒很喜欢。好好利用这段时间，加强营养、增强体质，为将来分娩和产后哺乳做准备。此外还可以适当参加一些孕妈妈学习班或自己买些相关的书籍来学习产后喂养、照顾宝宝的知识。

第143天：
孕妈妈怎样吃能减少热量的摄取

在孕中期，孕妈妈不仅需要补充各种营养，还要有意识地减少能导致肥胖的热量。那么食物如何制作才能减少热量呢？

营养均衡最重要

•热能•

每天主食摄入量应达到或高于400克，并且精细粮与粗杂粮搭配食用，热能增加的量可视孕妈妈体重的增长情况、劳动强度进行调整。

•优质蛋白质•

每天比孕早期多摄入蛋白质。动物蛋白质占全部蛋白质的一半以上。

•脂肪•

孕妈妈应适当增加植物油的摄入量，也可适当选食花生仁、核桃、芝麻等含必需脂肪酸较高的食物。

•维生素•

主食要有米、面并搭配杂粮，蔬菜多样化，保证孕妈妈摄入足够的维生素。部分孕妈妈缺乏维生素D，应注意多吃海鱼、动物肝脏及蛋黄等富含维生素D的食物。

•无机盐和微量元素•

孕中期，孕妈妈应多吃含钙丰富的食物，如乳类及乳制品、豆制品、鱼、虾等食物。每日应摄入的钙不少于1 000毫克；摄入足量的锌和铁也是同样重要的，建议孕妈妈每日锌摄入量为20毫克，铁摄入量为25毫克。

第144～145天：记忆力下降别担心

怀孕后，由于内分泌的变化会导致孕妈妈的记忆力有所下降，不是丢三落四就是很快忘记一些事情，如何缓解这种状况呢？

 ## 为什么变"笨"了

怀孕后，孕妈妈的记忆力有可能会变差，不是很快忘记一些事情，就是丢三落四。这些变化可能与怀孕后内分泌的改变有关，孕期需要操心和考虑的事情比较多，再加上睡眠质量大不如前，所以脑力跟不上，记忆力就会有所下降。

 ## 提高记忆力的方法

•保持好心情•

减少生活、工作的压力。压力会让大脑的记忆中心受损，做事情应该尽量慢慢来，如果工作压力让孕妈妈不堪负荷，那么不妨先休息一段时间，不要因为压力而让心情处于低谷。

•适度运动•

除非有早产的顾忌，否则应该安排适当的产前运动。运动不但有助于分娩，还可以起到提振精神，增加专注力的作用。

•保证充足的睡眠•

因受激素的影响及怀孕带来的烦恼，不少孕妈妈不容易入睡或容易醒。可以在睡前做一些松弛运动、温水淋浴、听听轻柔的音乐等来改善。

第146天：进补要适当

人参、燕窝、鹿茸、蜂蜜都是传统的滋补佳品，也是现代人进补时的选择对象，孕妈妈孕育着一个家庭未来的希望，为了后代的健康，一番大补往往是免不了的。面对传统的滋补佳品，孕妈妈应该何去何从？

 ## 人参

人参具有补虚扶正等多方面的药理功效。如果体质虚弱的孕妈妈出现少量阴道出血、腰酸或下腹隐痛，有流产可能时，以人参补气固摄中药，往往可收到很好的安胎效果；当妊娠呕吐厉害、孕妈妈身体虚弱时，可以人参配合健脾胃药物调理。

 ## 燕窝

燕窝是滋补珍品，含有丰富的活性蛋白及各种维生素、氨基酸、矿物质和钙、铁、磷、碘等微量元素，多种营养成分易被人体吸收。

妊娠中期是孕妈妈和胎宝宝都已安定的时期。可用燕窝配合各种美食食谱，一人吃两人补。建议每次食用3～5克，每天一次。早晚空腹食用均可。

妊娠28周以后要避免过度疲劳，此时进食燕窝时注意不要摄盐过多，建议早上食用燕窝，以免晚上等待空腹时间过长，引起疲劳。建议燕窝3～5克，每天或隔天一次食用。

 ## 鹿茸

鹿茸是名贵药材，含有磷脂、糖脂、胶脂、激素、脂肪酸、氨基酸、蛋白质及钙、磷、镁、钠等成分，有较好的强身作用。

孕妈妈最好不要滥用。因为经常服用鹿茸，会加剧孕吐、水肿、高血压、便秘等症状，甚至引发流产或死胎。

第147天：吃对食物，妊娠斑一扫光

妊娠斑的形成与孕期饮食有着密切关系，如果孕妈妈的饮食中缺少一种名为谷胱甘肽的物质，皮肤内的酪氨酸酶活性就会增加，从而导致黄褐斑"大举入侵"。

 ## 番茄

 番茄具有保养皮肤、消除雀斑的神奇功效。它含有丰富的番茄红素、维生素C，是抑制黑色素形成的最好武器。有实验证明，常吃番茄可以有效减少黑色素形成。

 ## 蜂蜜

蜂蜜被誉为"大自然中最完美的营养食品"，含有大量易被人体吸收的氨基酸、维生素及糖类，营养全面而丰富，常食可使皮肤红润细嫩、有光泽。

 ## 新鲜胡萝卜

每日喝1杯胡萝卜汁，有神奇的祛斑作用。因为胡萝卜含有丰富的维生素A原。维生素A原在体内可转化为维生素A。

 ## 黄瓜

黄瓜中含有丰富的维生素C，能够起到消褪色素的作用，同时含有丰富的钾盐和一定数量的胡萝卜素、维生素C、维生素B_1、维生素B_2、糖类等营养成分。

第148~149天：开启胎宝宝的音乐之旅

音乐胎教是通过生理和心理共同起作用来达到效果的，对于促进孕妈妈和胎宝宝的身体健康和智力发育影响颇深。

用音乐开发阳光宝宝

音乐能使孕妈妈心旷神怡，改善不良情绪，消除忧虑。孕妈妈将其快乐心境通过多种途径传递给腹中的胎宝宝，让胎宝宝得到同样美满而又幸福的享受。优美的音韵会给胎宝宝的大脑留下美好的记忆，使他朦胧地感知世界的美好，并把"爱"深深地印刻在脑海里。

音乐胎教开始时间

怀孕16周后，胎宝宝的听力就已经形成了；孕20周时，胎宝宝的听觉功能已经完善；孕24周后，胎宝宝的听力几乎和成人接近，完全能够听到来自外界的声音，因此，从孕16周开始，孕妈妈就可以有计划地对胎宝宝实施音乐胎教。

音乐胎教实施方法

选择适合胎宝宝听的乐曲，装入小录音机，放在距孕妈妈腹壁1米处播放，孕妈妈和胎宝宝一同欣赏。音量不能太大，也不宜过小，以65~70分贝为宜；时间由短到长逐渐增加，但不宜过长，以15~20分钟为宜，每天定时播放1~2次。选择在胎宝宝觉醒、有胎动的时候进行。

小贴士

孕妈妈的说话声音和胸腔的振动都可以传递给胎宝宝，对胎宝宝产生一定的影响，因此，孕妈妈要特别注意说话的音调、用词和语气，给胎宝宝一个良好的刺激。

133

第150天：胎宝宝的"眉清目秀"

胎宝宝现在看起来像一个"小人儿"了，只是脸上皱巴巴、红红的，头上、脸上布满了胎毛。胎宝宝清醒的时间越来越长，他喜欢听来自外界的音乐、谈话。

 ## 胎宝宝的发育

22周的胎宝宝身长大约19厘米，体重350克，胎宝宝的体重开始大幅度增加，看上去已经很像小宝宝的样子了。由于胎宝宝体重依然偏小，此时的皮肤依然是皱皱的、红红的，样子像个小老头，当然这皱折也是为皮下脂肪的生长留有余地。22周的胎宝宝看上去滑滑的，像覆盖了一层白色的滑腻的物质，我们称之为胎脂。胎脂可避免皮肤在羊水的长期浸泡下受到损害。很多胎宝宝在出生的时候身上还都会带有这样的胎脂。此外，宝宝的牙齿在此时也开始发育了，发育的部位主要是恒牙的牙胚。

 ## 孕妈妈的变化

孕妈妈的身体越来越重，体重大约以每周250克的速度迅速增长。由于子宫日益增高，压迫肺，孕妈妈会在上楼时感到吃力，呼吸相对困难。因此在这时候要注意穿宽松的衣服和鞋。

本周去医院产检的时候可以发现胎宝宝的胎动次数有所增加，胎宝宝的心跳十分有力，好好享受这一时刻吧！

第151天：
孕妈妈的重要营养素——维生素

维生素及微量元素与人体关系密切，孕妇维生素及微量元素不足更是关系到两代人的健康，因此，孕妇维生素及微量元素营养状况不容忽视。

 富含维生素的食物

维生素在人体内的含量很少，但在人体生长、代谢、发育过程中却发挥着重要的作用，不可或缺。

维生素	食 物
富含维生素A的食物	动物肝脏，乳类与奶制品及禽、蛋，绿叶菜类、黄色菜类及水果等
富含维生素B_1的食物	谷物皮、豆类、坚果类、芹菜、瘦肉、动物肝脏、小米等
富含维生素B_2的食物	动物肝脏、猪肉、小麦粉、大米、黄瓜等
富含维生素B_6的食物	肉类、谷物，豆类、坚果类等
富含维生素B_{12}的食物	只有肉类食物才含有维生素B_{12}
富含维生素C的食物	新鲜的蔬菜和水果，野生的苋菜、苜蓿、刺梨、沙棘、猕猴桃、酸枣等维生素C含量尤其丰富
富含维生素D的食物	自然界中只有很少的食物含有维生素D，动物性食品是天然维生素D的主要来源，如脂肪含量高的海鱼和鱼卵、动物肝脏、蛋黄、奶油和奶酪中相对较多

第152天：孕妈妈身体清洁有讲究

孕妈妈在怀孕期间身体代谢率增加，较容易出汗，所以孕妈妈每天应至少沐浴一次，以保持皮肤清洁。

 私处清洁三不可

孕妈妈需经常对外阴进行局部皮肤清洁。因为怀孕后孕妈妈外阴部发生了明显变化，皮肤更柔弱，皮脂腺及汗腺的分泌较体表其他部位更为旺盛。由于阴道上皮细胞通透性增高，子宫颈腺体分泌增加，白带增多。但是，孕妈妈在进行局部清洁时务必注意三个"不可"：

1.不可用热水烫洗。

2.不可用碱性肥皂水洗。

3.不可用高锰酸钾液洗。

 家里洗澡需注意

怀孕后由于汗腺和皮脂腺分泌旺盛，头部的油性分泌物增多，阴道的分泌物也增多，因此妊娠期间应当经常洗头、洗澡和更换衣服。因为全身清洁既可以促进血液循环和皮肤的排泄作用，又可消除疲劳。会阴部则应每天清洗，保持清洁，以免发生感染。

第153天：用药一定谨小慎微

腹胀是孕期特有的生理现象，有时它只不过是子宫肌肉收缩运动的结果，我们把缓解腹胀的秘密告诉孕妈妈，做到有备无患。

 ## 中药也并非绝对安全

许多孕妈妈认为，中药相对于西药来说，不良反应小，对自身和胎宝宝影响不大，实则不然。中药多为复方药，成分不明，对机体的作用机制更是复杂，而且不同的药物有不同特性，对孕妈妈和胎宝宝的损害程度也不尽相同。

 ## 孕妈妈需慎用的外用药

•百多邦软膏•

是一种抗生素外用软膏，广泛用于治疗皮肤感染。妊娠期最好不要使用该药。因为药膏中所含的聚乙二醇会被人体吸收且蓄积，可能引起一系列不良反应。

•皮质激素类药•

如皮炎平等，这类药具有抗炎、抗过敏的作用，广泛用于荨麻疹、湿疹、药疹、接触性皮炎等皮肤疾病的治疗。妊娠期孕妈妈大面积或长期外用时，可造成胎宝宝肾上腺皮质功能减退。

•风油精•

风油精含有樟脑，正常人体内的葡萄糖磷酸脱氢酶会很快与之结合，变成无毒物质。但孕妈妈体内的葡萄糖磷酸脱氢酶含量降低，若过多使用风油精，樟脑就会通过胎盘屏障进入羊膜腔内，作用于胎宝宝，严重时可导致流产或胎宝宝死亡。

第154天：孕妈妈头发护理别忽视

保养头发是一件需要长时间下工夫的事情，而孕期正是改善发质的好时机。如果孕妈妈舍得，就剪一个清爽的短发吧。

孕妈妈洗发方法

1.先将头发倒着梳通，切忌用力拉扯头发；2.用37～40℃的温水冲洗头发，冲掉灰尘和污垢；3.将洗发水倒在手上，加少量水揉搓出丰富的泡沫，均匀地涂抹在头发上，用指腹轻轻按摩头皮，不要用指甲抓挠，按摩后停留5分钟，然后用温水冲洗干净；4.洗完后用吸水性较好的毛巾尽量吸去水分，不要用毛巾反复搓头发。

日常护理别忽视

•出门戴帽子•

头皮构造和皮肤一样，如果长时间暴露在户外，遭受紫外线的刺激也会变得干燥。所以头发防紫外线最简单有效的办法是戴帽子。

•多食海藻类食物•

富含维生素的海藻类食品对头发大有好处，平时可以多吃裙带菜、羊栖菜等。另外，还要注意营养均衡。

小贴士

为了更安全地洗头，可以选择去理发店，可以躺下来清洗，不需要自己动手，省下不少力气。最好自己携带洗发、护发用品，以避免过敏。

第155天：胎宝宝视网膜的形成

　　胎宝宝真的像一个婴儿了。他的骨骼、肌肉已经长成，身材也很匀称。胎宝宝每天大量地喝羊水，过滤后通过尿液排出。

胎宝宝的发育

　　23周的胎宝宝身长大约19厘米，体重400克左右。胎宝宝的听力基本形成，他已经能够辨认孕妈妈的说话声音、心跳声音、肠胃蠕动发出的声音。令人惊喜的是，胎宝宝的视网膜已经形成了，具备了微弱的视觉功能。胎宝宝肺中的血管形成，呼吸系统正在快速地建立。胎宝宝在这时候还会不断地吞咽，但是他还不能排便，等到出生后他才会自己独立完成这件事情。

　　23周的胎宝宝比较喜欢听抒情优雅的古典音乐，如果放一些节奏快、声音响的音乐，胎宝宝的反应会很强烈，胎动幅度加大，当音乐换成轻柔舒缓的风格时，胎宝宝会安静下来，可见胎宝宝对音乐和声音的敏感程度很高。

小贴士

　　1.胎动的次数和强度明显增加，在胎动出现时，孕妈妈要一边抚摸肚子一边和胎宝宝讲话。

　　2.如果这时候孕妈妈出现多饮、多食、多尿、体重减轻的症状，不排除妊娠糖尿病的可能性，要及早去医院进行排查。

第156天：巧吃水果护牙龈

多吃富含维生素C的蔬菜和水果可以降低毛细血管的通透性，防止牙龈出血。

 水果、蔬菜不能少

水果和蔬菜含有丰富的人体所需的必要营养物质和纤维素，是健康饮食的一个重要组成部分。进入孕中期，孕妈妈会感觉牙龈出血的情况越来越严重，所以一定要多吃蔬菜和水果。因为蔬菜和水果中富含的维生素C能够帮助牙龈恢复健康，预防牙龈出血，排出口腔内过多的黏膜分泌物和废物。

 掌握分量，吃对健康

再有营养的食物也是过犹不及，水果和蔬菜并非吃得越多越好，专家建议孕妈妈每天吃5份水果和蔬菜，确保获得最佳营养物质，尽量吃不同颜色的水果和蔬菜。

食物	每份食用量（一天）
水果	1小碗木瓜块　半碗草莓 1/8个哈密瓜　2个小橙子或半杯橙汁 2个小橘子　1个猕猴桃　半个中等大小的杧果　半个葡萄柚或半杯葡萄柚汁 2/3小碗蓝莓　2/3小碗去核鲜樱桃　1片菠萝　1个中等大小的梨　1根小香蕉　1个苹果
蔬菜	半小碗煮熟的菠菜　3/4小碗煮熟的西蓝花或萝卜叶　8～10片深绿色生菜叶 1/4小碗煮熟的倭瓜　1/4个小红薯或山药　2/3小碗菜瓜　1个中等大小的马铃薯 半小碗芹菜　半小碗荷兰豆　半小碗番茄　1小碗新鲜的蘑菇　半小碗豌豆苗 3/4小碗青豆　6根芦笋　2/3小碗卷心菜

第157天：血容量迅速增加，补铁要跟上

如果孕妈妈缺铁，对胎宝宝来说是非常不利的，严重时会造成流产、早产、胎儿宫内窒息等。因此，孕期一定要补充足量的铁。

 ## 缺铁会导致贫血

进入孕中期，孕妈妈的血容量会迅速增加，到了孕晚期，血容量比孕前增加30%～45%，约1300毫升，但是由于红细胞的造血量跟不上增加的血液总量，血液被稀释，就会出现贫血现象。孕期贫血虽然是正常现象，但如果置之不理，孕妈妈就会出现疲劳、头晕、体力下降等情况，严重时会导致胎盘供氧不足，胎宝宝发育迟缓。

 ## 食补是最佳补铁方式

孕早期，孕妈妈需要补铁15毫克/天，孕中期需要补铁25毫克/天，孕晚期需要补铁35毫克/天。通过饮食补铁是最佳方式。如多吃富铁的食物、多用铁质炊具烹调饭菜，口服补铁剂等。

第158天：孕期痔疮，"可以没有"

由于腹内压力的增加，增大的子宫对下腔静脉造成压迫，影响下腔静脉及盆静脉回流，造成静脉曲张、瘀血，致使很多孕妈妈出现痔疮，或使原有的痔疮症状加重，严重地影响正常生活和行动，如何改善便秘症状，摆脱痔疮困扰呢？

 ## 调整饮食是关键

孕妈妈日常饮食中应多吃新鲜蔬菜、水果，尤其应注意多吃些富含粗纤维的食物，如芹菜、韭菜、苦瓜、萝卜等，也要多吃些粗粮，如玉米、地瓜、小米等，这些食物除了含有丰富的营养物质外，还能刺激肠蠕动，防止粪便在肠道内堆积。

 ## 养成定时排便的好习惯

孕妈妈要养成定时排便的好习惯。一般可定在某一时段进餐后为好。排便习惯一旦形成，不要轻易改变，一旦有要大便的感觉就不要忍着，排便时也不要太用力，不要在厕所蹲太长的时间，因为这会对直肠下端造成压力而患上痔疮。

 ## 适当活动和保健

孕妈妈应防止久坐不动，提倡适当地进行户外活动。睡觉时尽量采取左侧卧位，这样能减轻直肠静脉的压力，有助于身体下半部的血液回流，促进肠蠕动而增加食欲，防止便秘。

第159天：第四次产检：排除妊娠糖尿病

患有妊娠糖尿病的孕妈妈多数没有任何症状，只有通过糖耐量测试才能检查出来。所以孕妈妈一定要做糖尿病筛查。

妊娠糖尿病筛查

大部分妊娠糖尿病的筛检，是在孕24周做。先抽取孕妈妈的血液样本，做一项耐糖试验，此时孕妈妈不需要禁食。喝下50克的糖水，等1小时后，再进行抽血，当结果出来后，血液指数若在140以下，即属正常；指数若为140以上，就要怀疑是否有妊娠糖尿病，需要再回医院做第二次抽血。此次要先空腹8小时后，再进行抽血，然后喝下100克的糖水，1小时后抽1次血，2小时后再抽1次，3小时后再抽1次，总共要抽4次血。只要有2次以上指数高于标准值的话，即代表孕妈妈患有妊娠糖尿病。在治疗上，要采取饮食及注射胰岛素来控制，千万不可使用口服的降血糖药物来治疗，以免造成胎宝宝畸形。

哪些孕妈妈易患妊娠糖尿病

1.年龄超过30岁的高龄孕妈妈。

2.肥胖，妊娠前体重超过标准体重的20%，或者妊娠后盲目增加营养，进食过多，活动过少，体重增加太多的孕妈妈。

3.直系亲属中已出现过妊娠糖尿病病人的孕妈妈。

4.直系亲属中有人得糖尿病的孕妈妈。

5.以往妊娠时曾出现妊娠糖尿病的孕妈妈。

6.生育过巨大胎宝宝（体重大于4千克）的孕妈妈。

第160～161天：远离妊娠糖尿病

患有妊娠糖尿病的孕妈妈的饮食与普通孕妈妈相似，只需控制每天糖分的摄取量以及密切监测血糖。

注意热量需求

孕早期不需要特别增加热量，孕中期和孕晚期必须依照孕前所需的热量，再增加300千卡/天（1254千焦/天）。由于体重减轻可能会使母体内的酮体增加，对胎宝宝造成不良影响，故孕期不宜减重。

注重蛋白质摄取

如果在孕前已摄取足够营养，则孕早期不需要增加蛋白质的摄取量，孕中期、孕晚期每天需增加蛋白质的量各为6克、12克，其中一半需求来自高生理价值蛋白质，最好每天喝两杯牛奶，以获得足够钙质，但千万不可以将牛奶当水喝，以免血糖过高。

摄取正确糖类

尽量选择纤维含量较高的粗粮主食，以糙米或五谷饭取代白米饭，选用全谷类面包或馒头等。患有妊娠糖尿病的孕妈妈早晨的血糖值较高，因此早餐淀粉类食物的量必须较少。

第162天：胎宝宝经常和妈妈交流

10个月的孕程过去一大半了，胎宝宝表现得非常好，要和妈妈一起继续加油！

 ## 胎宝宝的发育

24周的胎宝宝身长大约25厘米，体重500克左右。宝宝这时候在妈妈的子宫中占据了相当大的空间，开始充满了整个空间。胎宝宝此时身体的比例开始匀称，皮肤薄而且有很多的小皱纹，浑身覆盖了细小的绒毛。

 ## 孕妈妈的变化

孕24周时孕妈妈的身体越来越沉重，脸上和腹部的妊娠斑更加明显并且增大。有时孕妈妈还会感觉眼睛发干、畏光，这些都是正常的现象，不必担心。

在这个阶段，胎宝宝可能会发生早产。因此要尽量从饮食和运动上避免这种情况的发生，毕竟早产儿的先天条件不如足月儿。

第163天：和准爸爸一起享受美食

　　孕期有老公的关心，孕妈妈再辛苦也是值得的。准爸爸下厨，烹饪两道美味食谱，和妻子一起享受二人世界吧！

五色养生汤

材料准备

1/4根白萝卜，1/4丛白萝卜叶，1/2根胡萝卜，1/4根大牛蒡，1枚香菇，调料适量。

做法

1. 上述材料洗净后连皮切大块放入锅中。

2. 加入菜量3倍的水，大火煮沸，转小火加盖煮1小时即可（勿掀锅盖）。

虾皮烩萝卜

材料准备

白萝卜300克，虾皮50克，水发粉丝100克，植物油、鸡汤、盐、香菜末各适量。

做法

1. 将白萝卜洗净，切成丝；水发粉丝切成段。

2. 锅中热油，放入虾皮煎炒至虾皮油亮、发出香味时放入白萝卜丝翻炒，再加入鸡汤和粉丝，汤汁烧开后加盐，撒上香菜末即可出锅。

第164天：远离腰痛的秘诀

如果右侧腰部疼痛比较厉害，最好到医院诊治，以排除患有慢性肾盂肾炎、泌尿系统感染的可能。

适当的支撑

大多女性将乳房变得柔软当成怀孕的征兆之一。如果已经确定怀孕了，那就要经常支撑一下自己的乳房，因为不断长大的乳房也会给腰部带来不小的压力。

适时的休息

如果孕妈妈的工作比较繁忙或者要做家务活，就要学会忙里偷闲，不时地休息一会儿。适当的休息能有效缓解身体疲劳。尽管孕妈妈的日程安排得非常紧，但孕妈妈会惊喜地发现，短暂的休息会给身体带来极大的舒适感。

轻微的运动

虽然怀孕期间不宜做剧烈运动，但是一些非常轻微的运动是有益于孕妈妈保健的。例如做一些幅度较小的肢体运动、慢速游泳（请务必注意卫生，而且游泳时间不可过长）等。

第165天：巧做家务保安全

孕妈妈在做家务活方面，不能以未怀孕前的标准来要求自己，因为无论在身形还是动作的灵活方面都大不如前了，所以，做家务时尽量要缓慢，也不要定太高的目标，尤其要适当降低家务清洁方面的要求，并动员丈夫和家人齐动手。

 ## 适当做家务好处多

1.做家务能够使肌肉力量增强，提高腰腹盆底肌肉的弹性，有利于自然分娩。

2.做家务能够促进血液循环和新陈代谢，有助于食物消化。

3.做家务还能适度减轻孕期不适症状，缓解腰酸背痛、下肢水肿等。

 ## 这些孕妈妈不宜做家务

1.体态臃肿、灵活度不够的孕妈妈。

2.医生告知有早产倾向、需要卧床休息的孕妈妈。

3.有活动性出血或出现破水的孕妈妈。

4.即使只做简单家务，但也会诱发子宫收缩的孕妈妈。

5.做家务时出现呼吸急促（每分钟超过30次）、心跳加快（每分钟超过100次）者，表明这项活动对孕妈妈的心肺造成过度负荷，因而产生生理上的不适。

第166天：
缓解孕期情绪，丈夫按摩有奇效

按摩能促进血液循环、减少不适感觉、舒缓压力以及增强抵抗力。更重要的是能让孕妈妈直接享受丈夫的关爱。

 ## 掌握按摩小窍门

1.睡前按摩有助于孕妈妈松弛神经，改善睡眠。

2.按摩时间长短应根据孕妈妈的需要。

3.按摩的力度要稳定。有些身体部位在按摩时绝对不能太用力，如乳房、背部、腹部、足踝等部位。·

 ## 身体各部位按摩要诀

•头部按摩要诀•

1.双手放在孕妈妈头部两侧轻压一会儿，然后用手指轻揉整个头部。

2.双手轻按前额中央位置，然后向两侧轻扫至太阳穴。

3.双手轻按孕妈妈的两边脸颊，再向上扫至太阳穴。

•肩背按摩要诀•

1.双手按压在孕妈妈的肩上，慢慢向下滑落至手腕位置。

2.双掌放在孕妈妈的肩胛中央位置，向外及向下轻压。

•腹部按摩要诀•

双手放在孕妈妈的上腹部，慢慢向左右呈"心形"扫向下半部，然后再重回到上腹部，整个动作重复5遍。

第167～168天：孕妈妈读童谣

今天给胎宝宝讲些什么呢？读几首朗朗上口的童谣吧！

做早操

早晨空气真是好，
我们起来做早操。
伸伸臂，弯弯腰，
踢踢腿，蹦蹦跳，
天天锻炼身体好。

拍手歌

你拍一，我拍一，天天早起练身体。
你拍二，我拍二，天天都要带手绢。
你拍三，我拍三，洗澡之后换衬衫。
你拍四，我拍四，消灭苍蝇和蚊子。
你拍五，我拍五，有痰不要随地吐。
你拍六，我拍六，瓜果皮核不乱丢。
你拍七，我拍七，吃饭细嚼别着急。
你拍八，我拍八，勤剪指甲常刷牙。
你拍九，我拍九，吃饭之前要洗手。
你拍十，我拍十，脏的东西不能吃。

堆雪人

天上雪花飘，我把雪来扫。
堆个大雪人，头戴小红帽。
安上嘴和眼，雪人对我笑。

红气球、绿气球

红气球、绿气球，
长长尾巴圆圆头，
好像只只花蝌蚪，
跟着个个小朋友。
小朋友，一松手，
蝌蚪就向天上走。

七个果果

一二三四五六七，七六五四三二一。
七个阿姨来摘果，七个篮子手中提。
七个果子摆七样，
苹果、桃儿、石榴、柿子、
李子、栗子、梨。

小雨点

小雨点，沙沙沙，
落在小河里，青蛙乐得呱呱呱。
小雨点，沙沙沙，
落在大树上，大树乐得冒嫩芽。
小雨点，沙沙沙，
落在马路上，鞋子啪叽啪叽啪。

PART 7

第七个月：胎宝宝睁开眼睛了

第169天：大脑进入发育高峰期

再过3个月，胖嘟嘟的小人儿就要"新鲜出炉"了，孕妈妈要耐心等待啊！

 ## 胎宝宝的发育

25周的胎宝宝现在身长大约30厘米，体重约600克。几乎没有皮下脂肪，全身覆盖着一层细细的绒毛。25周的胎宝宝舌头上的味蕾正在形成，所以胎宝宝在这时候已经可以品尝到食物的味道了。

25周的胎宝宝大脑发育已经进入了一个高峰期，大脑细胞迅速增殖分化，体积增大，孕妈妈在此时可以多吃些健脑的食物，如核桃、芝麻、花生等。

 ## 孕妈妈的变化

由于胎宝宝越来越大，孕妈妈会觉得更加疲倦，腰腿痛也会更明显，肚子上、乳房上会出现一些暗红色的妊娠纹，脸上也有妊娠斑。有的孕妈妈还会觉得眼睛发干、发涩、怕光，这些都是正常现象，孕妈妈不必过于担心。有的孕妈妈因血压升高或贫血加重会引发头痛和头晕，心理负担和精神因素也会造成头痛，所以要注意保持心情愉快。

小贴士

1.加强营养，多吃一些健脑食物，为胎宝宝的大脑发育提供充足的能量。

2.孕妈妈的肚子变得更大，行动起来更加不方便，做任何事都要小心，不要过度劳累，避免发生早产。

第170天：健脑食品知多少

　　孕妈妈总想着给肚里的胎宝宝补脑。促进胎宝宝智力发育的方法很多，最有效的方法莫过于饮食补脑。孕妈妈要常食益于健脑的食物，远离伤害大脑发育的食品。

坚果健脑效果好

•夏威夷果•

　　果子中所含的营养素对大脑的神经细胞很有益处，能够改善脑部营养，孕妈妈可以直接食用干果。

•花生•

　　花生中含有植物蛋白，更易被人体所吸收利用，同时花生还具有养血、补血等功效，花生适宜生吃或煲汤喝。

•松子•

　　松子富含的营养物质对促进胎宝宝大脑发育很有功效，既可以生吃又可放入菜中或加入点心中食用。

•榛子•

　　榛子中不饱和脂肪酸、矿物质和维生素含量丰富，有开胃、健脑、明目的功效，其中的纤维素还有助于促进消化、预防便秘发生。

•开心果•

　　开心果富含不饱和脂肪酸以及蛋白质、微量元素和B族维生素，开心果属于低碳水化合物膳食。

小贴士

　　坚果不宜多吃。由于坚果类油性较大，而孕妈妈的消化功能却相对有所减弱，如果过量食用坚果，很容易导致消化不良。每天食用坚果不宜超过50克。

第171天：逛街牢记安全准则

怀孕后逛街就不能像孕前那样随心所欲了。怀孕后尽量少逛街，如果必须逛街也必须有人陪同。

全面做好准备工作

逛街时难免要长时间走动，因此要穿着宽松舒适的衣服和轻便、弹性好的运动鞋。

夏天做好防晒工作，出门前涂抹防晒霜，戴上帽子、太阳镜和遮阳伞。冬天做好保暖工作，戴好帽子、围巾和手套。

避开人流高峰期

不要选择人流高峰期逛街。孕妈妈对拥挤环境的适应性差，外出时要尽量避开人流高峰，免受拥挤之累。尤其不要在节假日时跑出去凑热闹。

缩短购物时间

上街购物要有计划，减少在一些拥挤场所的逗留时间。每次逛街最好不要超过两小时。尤其是在一些密闭的商场或娱乐场所，更不要久留，要注意呼吸新鲜空气，及时补充身体所需的氧气。也可在逛街途中选择街心花园或人少境幽处休息一会儿。

购物归来及时换洗

逛完商场后回到家里应当及时洗手、洗脸，换下外衣。购回的物品要合理存放，外包装要妥善处理。也可坐定后闭目养神或听听优雅音乐，以消除躯体疲劳，缓解紧张情绪。

第172天：好睡眠才会有好气色

孕期一定要找到合适的方法保证充足而良好的睡眠，这既是为孕妈妈的身体健康着想，也是对胎宝宝的健康发育负责。

清洁功课要做足

进入睡眠状态前，我们的身体会通过排汗的方式降低体温，排汗自然能排除体内有害物质，但脸上的油和汗被枕头又吸回去了，睡在这样的枕头上面只会恶性循环，导致痘痘的生长。要在睡前彻底卸妆，还应每周更换一次枕套，同时要注意选用透气和吸汗的纯棉质地的床上用品。

睡姿很重要

右侧卧位或仰卧位时，孕妈妈对胎宝宝的血液供给都会减少，而左侧卧位则可以供给胎宝宝较多的血液，胎宝宝在孕妈妈肚子里也会比较安逸，不会产生局促的胎动，打扰到孕妈妈的睡眠。因此，无论从胎宝宝的健康出发，还是从孕妈妈的睡眠质量出发，都应该选择左侧卧位。

脚部适当垫高

随着胎宝宝的日益增大，孕妈妈脚部的负担也日渐加重，双脚容易疲劳或抽筋，尤其是发生下肢水肿或静脉曲张的孕妈妈，睡眠时可以将脚部适当垫高，以预防腿部抽筋，还能有助于改善血液循环。

第173天：腹式呼吸助孕妈妈好心情

腹式呼吸简单来说就是深呼吸，经常进行腹式呼吸对孕妈妈很有好处。在第一次练习腹式呼吸时要请专业人士进行指导，以免方法不当影响胎宝宝健康。

 ## 腹式呼吸的优势

进入孕晚期，胎宝宝发育越来越快，在孕妈妈体内的居住环境越来越拥挤，孕妈妈的耗氧量也明显增加，经常会感觉到呼吸困难，这时推荐孕妈妈采用腹式呼吸法。腹式呼吸法不仅能给胎宝宝输送新鲜的氧气，还能使孕妈妈保持镇静，消除疲劳与紧张，对分娩也有缓解的作用。

 ## 掌握腹式呼吸的要诀

1.用鼻子吸气时要缓慢深长，尽量吸满，使肺部和腹部充满气体。

2.用口呼气。吸满气体后憋住几秒钟，然后将嘴缩成吹口哨的形状，慢慢将气体呼出，呼气所用的时间是吸气时间的2倍，吐气要连续，不能中断。

第174天：孕妈妈坚持两少一多

身处孕期这一特殊时期，孕妈妈需要注意很多生活细节，对胎宝宝不好的事情一定不能做，孕妈妈的坚持就是对胎宝宝最好的母爱。

 ## 少用手机

因受精卵最初发育形成时，子代染色体复制完全是一个生物电流流动过程，即使是很微弱的电磁波辐射，也容易使受精卵受到影响，增大胚胎异常发育的发生率。为安全起见，孕妈妈在怀孕期间最好少用手机。

 ## 少用电器

微波炉、电磁灶、电热毯、电脑等电器会产生电离辐射，使用微波炉或电磁灶时要注意让身体与之尽量保持远一些的距离；要尽量减少与电脑接触的时间，使用时最好穿戴上电磁波防护衣。

 ## 多到户外活动晒太阳

因为从怀孕第五个月起，胎宝宝建造骨骼需要消耗大量的钙，所以对钙的需求量很大。但钙在肠道的吸收主要依赖于晒太阳，因阳光照射可使皮下的7-脱氢胆固醇转化为维生素D，而维生素D可以促进食物中的钙在肠道吸收。胎宝宝出生后牙齿是否坚固，很大程度上也取决于胎宝宝发育时是否得到充足的钙。如孕期缺钙，很容易发生妊娠高血压症，严重时会使胎宝宝一出生就患上先天性佝偻病。

第175天：
孕妈妈胎教小故事：《星星银圆》

今天给胎宝宝讲一个充满爱心的小故事，告诉胎宝宝在生活中要帮助需要帮助的人，要怀有一颗善良的心。

星星银圆

从前有个小女孩，从小父母双亡。她穷得没有地方住，也没有床儿睡，除了身上穿的衣服和手里拿的一块面包外，什么都没有了，就是那面包也是个好心人送的。她心地善良，待人诚恳，但她无依无靠，四处流浪。

一次她在野外遇到了一位穷人，那人说："行行好，给我点吃的，我饿极了。"小姑娘把手中的面包全部给了他。往前走了没多久，她又遇到了一个小男孩，哭着向她哀求道："我好冷，给我点东西遮一遮好吗？"小女孩听了，取下了自己的帽子递给他。然后她又走了一会儿，看见一个孩子没穿罩衫，在风中冷得直发抖，她脱下了自己的罩衫给了他。再走一会儿又有一个小女孩在乞求一件褂子，她把自己的褂子给了她。

最后，她来到了一片森林，这时天色渐渐暗起来了。走着走着又来了一个孩子，请求她施舍一件汗衫，这个善良的小女孩心想："天黑了，没有人看我，我完全可以不要汗衫。"想着就脱下了自己的汗衫给了这孩子。当她就这样站着，自己一点东西也没有时，突然有些东西从天上纷纷落了下来，一看尽是些硬邦邦、亮晶晶的银圆。虽然她刚才已把汗衫给了人，现在身上却穿着一件崭新的亚麻做的汗衫，小女孩马上把银圆捡起装在了兜里，终生不再缺钱用。

第176天：胎宝宝睁开眼睛了

随着胎宝宝体积的增大，他的"小房子"开始显得拥挤了，但是他仍会频繁地"运动"，还会抓着自己的小脚丫玩耍。

胎宝宝的发育

26周的胎宝宝现在约22厘米长，体重约800克。胎宝宝的皮下脂肪已经开始出现，但此时的胎宝宝依然很瘦，全身覆盖细细的绒毛。26周的胎宝宝开始有了呼吸，但呼出吸入的并不是真正的空气，主要是因为胎宝宝的肺部还没有发育完全。此外，胎宝宝已经可以睁开眼睛了，如果用手电筒照孕妈妈的腹部，胎宝宝会自动把头转向光亮的地方，这说明胎宝宝视觉神经的功能已经开始在起作用了。

孕妈妈的变化

本周孕妈妈可以感觉到子宫的顶部大约在肚脐以上6.25厘米的地方。如果怀孕期间孕妈妈坚持均衡饮食，体重大概增加7~10千克。此时将手掌轻轻放在孕妈妈的腹部也可以感觉到胎宝宝的活动了。此阶段寻求舒服的睡觉方式将是一个挑战，去卫生间、饥饿以及胎宝宝的运动都使孕妈妈的睡眠支离破碎。所以孕妈妈要努力获得充足的睡眠，白天有机会就抓紧打个盹吧。

小贴士

1. 胎宝宝的视觉神经功能已经开始发育，此时可以用科学的方法进行光照胎教。

2. 此时孕妈妈会出现水肿现象，通过饮食调理、按摩等方法可以缓解水肿，但如果水肿严重，要及时去医院检查。

第177天：
碳水化合物——胎宝宝的热能站

碳水化合物也称糖类化合物，是自然界存在最多、分布最广的一类重要的有机化合物。主要由碳、氢、氧所组成。葡萄糖、蔗糖、淀粉和纤维素等都属于糖类化合物。

 ## 为什么需要碳水化合物

碳水化合物是人体的重要能源，也是脑的重要能源。大脑发育所需要的碳水化合物主要是葡萄糖，虽然脑的重量仅为全身重量的2%，但脑所消耗的葡萄糖却达全身能量消耗总数的20%。可见碳水化合物在脑活动中起着十分重要的作用。但因粮食中的碳水化合物已足够全身活动的需要，所以不必另外摄取。如果摄入糖过剩，会使脑功能出现神经过敏、神经衰弱等障碍。所有碳水化合物在体内被消化后，主要以葡萄糖的形式被吸收，并能迅速氧化，供给机体能量。

 ## 碳水化合物的摄入量

妊娠期女性每天碳水化合物的需要量为400～500克，最好根据体重的增加情况调整每日热能的供给，妊娠全程体重应增加12.5千克左右，孕中晚期每周增重应为0.3～0.5千克。

第178天：保护孕妈妈的脚

怀孕后，身体的全部重量都要靠脚来支撑，因此，对脚部的护理尤其重要，一定要随时更换一双合脚的鞋。

孕期双脚发生了变化

随着怀孕月份的增加，孕妈妈的体重也不断增加，双脚承受的负担越来越重。从怀孕3个月开始，孕妈妈的双脚就会出现水肿，怀孕6个月左右，双脚水肿会更加严重，整个孕期，脚部尺码会增加1～2码。

从穿着入手保护双脚

•首选棉布鞋子•

相对于皮革和塑料材质，棉布透气性和吸汗性更好，质地也更柔软，行走起来比较省力，适合孕晚期穿着。

•款式选择很重要•

孕妈妈鞋子要选择圆头、肥度较宽的款式，尺寸要比脚长多出1码。下午3～4时是一天中脚部肿胀最严重的时间，因此买鞋的时候应以这个时间脚部大小为准。

•鞋跟高度别忽略•

孕妈妈鞋跟高度以2厘米为宜，后跟要宽大、结实、弹性好。最好不要穿完全没有跟的鞋，因为怀孕后，孕妈妈的重心会向后移，穿平底鞋行走，脚跟会先着地，脚尖后着地，不能维持足弓吸收震荡，容易引起肌肉和韧带拉伤。

第179天：饮食消水肿，安全又有效

水肿属妊娠期正常现象，孕妈妈不要过于紧张。消除下肢水肿除了不要过于劳累，经常变换体位以外，还可以通过饮食达到消肿的目的，一些富含维生素C的食物就会起到很好的消肿效果。

红豆

红豆适合于各种类型的水肿，不但具有利尿消肿、清热解毒的功效，还能够补血，是孕妈妈的滋补佳品。孕妈妈可以经常喝红豆汤，在煮红豆汤之前先浸泡红豆，以利于红豆尽快熟烂。

冬瓜

冬瓜是非常好的利水消肿食物，冬瓜含有丰富的维生素、蛋白质、膳食纤维以及钙、磷、铁等矿物质，其中钾元素含量很高，钠元素含量很低。此外，冬瓜所含的丙醇二酸能抑制糖类转化成脂肪，防止体内脂肪堆积。

鲤鱼

鲤鱼的蛋白质作为营养补充到血液中之后，可以提高血浆的胶体渗透压，使水肿消退，对孕期水肿、胎动不安有很好的疗效。鲤鱼和红豆一起炖煮，效果更明显。

第180天：拍摄孕期写真，留下美好回忆

怀孕后，孕妈妈就与曼妙身材暂时告别，现在特殊的身材和状态有可能是一生一次的珍贵体验，所以，越来越多的孕妈妈开始加入到拍"大肚孕妈妈照"的行列。

 预约在合适的天气和时间

孕妈妈怀孕6～8个月是拍摄孕期照的最佳时间，最好选在温度适宜的天气和一天中自己精神状态最佳的时段去拍照。

 最好带一些自用的化妆用具

尤其要注意用品卫生，最好用自己的化妆、卸妆工具。拍照后马上清洁面部。不要化浓妆，淡淡的妆容反而显得更自然、亲切。

 选择自己满意的场景和服装

在室内拍摄时，孕妈妈最好选择温馨的暖色调背景，选择可爱的小道具。如果有外景拍摄，要选择空气清新、有阳光的地方。可以带上自己的衣服，拍出来的效果更加自然。另外，孕妈妈宜穿着和衣服色调相配的平底鞋。

第181天：孕妈妈小心孕期瘙痒症

怀孕后期容易出现妊娠瘙痒症，这是肝内胆汁淤积造成的。所以孕妈妈一定要注意保护肝脏，避免吃高盐分食物。

 ## 妊娠瘙痒症红色警报

孕期出现皮肤瘙痒时，如果同时存在下列情况之一，可能为妊娠瘙痒症，必须及时就医确诊。

1.瘙痒持续3天以上。在没有治疗的情况下，妊娠期瘙痒症通常将持续到分娩。所以当瘙痒持续3天仍没有消失时，必须去医院确诊。

2.除了瘙痒，发痒处没有皮肤的损害。皮肤病一般局部有小疹子出现，而妊娠期瘙痒症没有。

3.角膜有轻微的黄染或者小便有点黄。妊娠期瘙痒症引起肝功能轻微损害，产生黄疸。但一般黄疸的程度很轻，所以不容易觉察。

 ## 防治妊娠瘙痒症

1.保持皮肤卫生清洁，不穿不透气的化纤类衣服，不要长时间待在湿热的环境中。

2.皮肤瘙痒时可以用热毛巾热敷、擦拭瘙痒部位，涂抹一些炉甘石洗剂，并认真记录胎动，密切观察胎宝宝的情况。一旦出现异常，要及时采取相应的措施。

第182天：孕妈妈涂色小游戏

今天，孕妈妈用五彩的画笔为胎宝宝画两个可爱的小动物。

小鸟　　　　　　　　　　　小章鱼

167

第183天：胎宝宝长出了头发

庆祝一下吧，胎宝宝的身体大得已经快碰到"小房子"的"墙壁"了。本周神经系统和感官系统将"全速前进"。

 ## 胎宝宝的发育

27周的胎宝宝现在身长大约38厘米，体重约900克。胎宝宝的眼睛已经能够睁开和闭合了，同时有了睡眠周期。胎宝宝有时也会将自己的大拇指放到嘴里吮吸。

 ## 孕妈妈的变化

此时孕妈妈可以感觉到胎宝宝运动的次数更多了。孕妈妈都很关心胎宝宝的胎动次数是否正常，此阶段只需大概对比即可。如果觉得胎宝宝活动次数比平常少，要及时咨询医生。从本周开始，孕妈妈的体重增加的幅度加大，孕妈妈一定要注意饮食的质量，怀孕肯定不是减肥的好时机。

小贴士

1. 这个阶段孕妈妈的子宫接近了肋缘，因此有时候会感觉气短，这是正常的现象，不必担心。距离孕晚期越来越近了，适当地看些关于分娩的录像和参加些分娩讲座可以帮助孕妈妈减轻分娩前的精神负担。

2. 由于孕妈妈的肚子越来越大，可能经常会感到腰酸背痛，这是正常现象，只要多注意日常行为的姿势，就能在一定程度上缓解不适感。

第184天：警惕妊娠高血压综合征

进入孕中晚期，孕妈妈患上妊高征的风险比较大。因此，一定要定期去做产检，通过测量血压，有异常的话会第一时间发现并进行治疗。

解读妊高征

妊娠高血压综合征简称妊高征，又叫子痫前期，是怀孕中晚期以高血压、水肿、蛋白尿、抽搐、昏迷、心肾功能衰竭等一系列症状为表现的综合征，严重时会出现抽搐，甚至昏迷，严重影响母婴安全。

哪些孕妈妈易患妊高征

1.年轻初产妇（年龄小于20岁）及高龄初产妇（年龄大于35岁）。

2.体型矮胖的孕妈妈。

3.双胎或多胎妊娠，以及羊水过多的孕妈妈。

4.营养不良，特别是伴有严重贫血的孕妈妈。

5.患有原发性高血压、慢性肾炎、糖尿病合并妊娠者，其发病率较高，病情可能更为复杂。

6.家族中有患高血压史，如孕妈妈的母亲有妊高征病史，孕妈妈发病的可能性亦较大。

第185天：患有妊高征的饮食原则

保证充足的睡眠，保持良好的情绪，加强锻炼，增强体质，这样会将妊娠高血压综合征的发病机会控制到最低。

减少盐的摄入量

过多摄入钠可引起水钠潴留而致血压升高，使孕妈妈患妊高征的风险增高，因此需要限制食盐的摄入，每日摄盐量应控制在2~4克。同时还要避免食用含盐量高的食物，如调味剂、腌制食品、熏干制品等。

起微小动脉血管收缩，使得血压升高，从而加重妊高征病情。

•锌•

患有妊高征的孕妈妈，血清中锌的含量一般比较低，通过饮食补充充足的锌能够增强身体免疫功能，必要时可遵医嘱服用锌制剂。

补充多种营养素

•蛋白质•

患有妊高征的孕妈妈因尿蛋白丢失过多，常有低蛋白血症，应该多摄入优质蛋白质以弥补其不足。可通过食用瘦肉、蛋类、豆类及豆制品等食物获得足够的蛋白质。但是肾脏功能异常的孕妈妈则要控制蛋白质的摄入量。

•钙•

补充钙在妊高征的防治中具有不可低估的意义，因为钙摄入不足可致低血钙，引起钙离子的通透性增加，促进钙离子跨膜内流，引

第186天：击退静脉曲张，重塑美腿

在怀孕时期，静脉曲张不只出现在双腿，在身体其他部位，如颈部及会阴部，也可能会出现。

 ## 静脉曲张会影响孕妈妈健康吗

静脉曲张在短期内通常对孕妈妈本身和胎宝宝是无害的。但是会使孕妈妈觉得发痒、疼痛、麻木和疲倦，而且可能也不美观。而外阴部的静脉曲张常伴有阴道和子宫颈静脉曲张，分娩时胎头经过，容易发生静脉破裂和出血。因此，当孕妈妈发生外阴静脉曲张时要及时治疗，并且禁止过性生活和骑自行车。

 ## 预防静脉曲张六法则

1.不要提重物。重物会加重身体对下肢的压力，不利于症状的缓解。

2.不要穿紧身的衣服。腰带、鞋子都不可过紧，而且最好穿低跟鞋。

3.不要长时间站或坐。经常活动双腿，促进血液循环。

4.睡觉时采用左侧卧位。在休息和睡觉的时候，采用左侧卧位有利于下腔静脉的血液循环，减轻静脉曲张的症状，并可用枕头将腿部垫高。

5.避免高温。高温易使血管扩张，加重病情。

6.控制体重。如果超重，会增加身体的负担，使静脉曲张更加严重。

第187~188天：
看孕妈妈腹形，知胎宝宝健康

民间流传一种说法：通过腹部的形状，可以判断胎宝宝的性别。这是不科学的。但可通过腹部的大小判断孕期异常。

 ## 决定腹部大小的因素

•羊水量•

羊水量也影响腹部的大小。羊水量与孕妈妈体质有关。羊水过多或过少时，都会引起各种问题。

•怀孕次数•

有生育经验的经产妇身体变化比初产妇更快。经产妇的腹部曾经被扩张过，所以腹部会隆起得比较凸出。

 ## 通过腹部大小判断异常

•胎宝宝太小有可能是发育不全•

受遗传的影响，胎宝宝可能很小。如果不是遗传原因，就应该注意是否患有妊娠高血压等疾病。由于妊娠高血压可能使胎宝宝发生供血供氧不足，很容易导致胎宝宝发育不全。

•怀有双胞胎时，腹部会隆起两倍•

双胞胎等多胎情况下，从怀孕4个月开始，子宫的增大速度比一般孕妈妈要快一个月以上，所以从表面上看，腹部显得特别大。由于子宫内有两个胎宝宝，所以每个胎宝宝都比较小。

第189天：欣赏名画

孕妈妈今天要欣赏的是印象派画家莫奈的一幅名画《日出·印象》。

 印象派的画法

为了要画阳光在水面闪烁和树叶颤动，印象派画家采用新画法，甚至将纯粹颜色不加调和，直接绘在画布上，看画的人必须站得远远的，色彩通过人眼睛才能混合成像。印象派绘画重色彩，轻造型，重情感，轻理性。印象派画家对瞬间的视觉感受，对色彩、氛围、笔触的关注，超过对形体本身的关注。

《日出·印象》

 美丽的港口

画家所描绘的是勒阿弗尔港口一个多雾的早晨。海水在旭日的照射下呈现出橙黄色和淡紫色，天空微红，水的波浪由厚薄、长短不一的笔触组成，三只小船在雾气中模糊不清，船上的人或物依稀可辨，船在摇曳中缓慢前进，远处是工厂的烟筒、大船上的吊车。经过晨雾折射过的港口构成了一个整体上灰绿色的世界。这个世界是真实的，又是虚幻的，它每时每刻随着太阳光而变化着，画家运用神奇的画笔将这瞬间的印象永驻在画布上，使它成为永恒。

第190天：胎宝宝变"懒"了

随着"小房子"内空间的变小，胎宝宝的活动范围变小了，胎动也在减弱。

胎宝宝的发育

28周的胎宝宝坐高约26厘米，体重约1200克，这时的胎宝宝几乎占满了整个子宫，随着空间越来越小，胎动也在减弱。胎宝宝现在肺叶还没有发育完成，可如果发生早产，胎宝宝在器械的帮助下也可以进行呼吸。

孕妈妈的变化

28周的时候，孕妈妈偶尔会觉得肚子一阵阵发硬发紧，这是假宫缩，不必紧张。此时，孕妈妈的肚子看上去凹凸不平，很有意思，孕妈妈好好享受吧！越是临近分娩，孕妈妈就越会感到活动不便，身体不适。适当地参加一些分娩课程，多了解一些相关的知识，心里会踏实些。

小贴士

1. 从现在到分娩，最好多吃些豆类和谷类的食品，这不仅能满足孕妈妈身体的需要，同时还可以满足胎宝宝在此阶段对营养的需要。

2. 当孕妈妈出现不正常水肿、昏迷等症状时，有可能患有妊娠高血压综合征，要马上去医院诊治。

第191天：矿物质的补充很重要

即将进入孕晚期，孕妈妈注意控制体重的同时，不能忽视对营养素的补充，今天推荐两道补充矿物质的营养食谱。

银丝羹

材料准备

日本豆腐300克，干贝250克，木耳、香菜、上汤、葱姜丝、盐各适量。

做法

1. 把日本豆腐洗净，发好的黑木耳切丝，用冷水泡着。

2. 干贝蒸软，凉后搓碎，用上汤烧开后下入日本豆腐、木耳丝、葱姜丝。

3. 烧开后放盐调味，最后撒入香菜末即可。

香菇炒菜花

材料准备

菜花250克，香菇15克，花生油15克，鸡油10克，盐3克，鸡精2克，葱花2克，姜片2克，水淀粉10克，鸡汤200毫升。

做法

1. 将菜花择洗干净，切成小块，放入沸水锅内焯片刻捞出；香菇用温水泡发，去蒂、洗净。

2. 炒锅上火，放花生油烧热，下葱花、姜片煸出香味，加鸡汤、盐、鸡精，烧开后捞出葱花、姜片不要，放入香菇、菜花，用小火稍煨入味后，用水淀粉勾芡，淋鸡油，盛入盘内即成。

第192天：发生假性宫缩时莫紧张

当孕妈妈出现假性宫缩时千万不要紧张，否则宫缩会加剧。安静地休息一会儿，深呼吸，不适的感觉很快就会过去。

什么是假性宫缩

分娩前数周，子宫肌肉较敏感，将会出现不规则的子宫收缩，持续的时间短，力量弱，或只限于子宫下部。经数小时后又停止，不能使子宫颈口张开，故并非临产，称为假阵缩。其特点是出现的时间无规律，程度也时强时弱。临产前，由于子宫下部受胎头下降所致的牵拉刺激，"假性宫缩"的情况会越来越频繁。

宫缩频繁时这样做

1.在例行产检时应该主动告诉医生，医生会帮孕妈妈安排最适当的检查及处置。

2.若是突然间出现规则且密集的子宫收缩，休息也不改善，最好还是赶快到医院检查或治疗。

危机处理

1.放下手边的工作，马上休息，若可躺下最好。

2.区别宫缩的频率、强度、间隔、位置。

3.休息30～60分钟后，如果是假性宫缩，则情况改善；如果为早产宫缩或分娩前阵痛，那就要尽快送医院。

第193天：生活琐事需注意

进入孕晚期，孕妈妈更要小心，一些事情一定不能做了，并时刻注意，如有异常，马上去医院。

 ## 性生活要节制

进入怀孕后期，孕妈妈的肚子已经很大，同时伴有腰酸背痛、疲劳倦怠、性欲减退，若此时进行性生活，极易引起子宫收缩，造成早产，因此夫妻间应尽可能停止性生活，以免胎宝宝发生意外。

 ## 保持正确的活动姿势

到了怀孕后期，孕妈妈的日常行为都会受到胎宝宝的影响，为了保证宝宝的健康成长和孕妈妈自身的安全，孕妈妈应注意保持正确的姿势。

1.下楼时要握住扶手，防止身体的前倾、跌倒。上楼时拉住楼梯的扶手，借助手臂的力量减轻腿部的负担。

2.起立时先将上身向前移到椅子的前沿，然后双手撑在桌面上，并用腿部肌肉支撑、抬起身体，使背部始终保持挺直，以免身体向前倾斜，牵拉背部肌肉。

3.站立时背部要舒展、挺直，使胎宝宝的重量集中到大腿、臀部、腹部的肌肉上，并受到这些部位的支撑，这样可以防止背痛。

8.拿高处物品时千万不要踮起脚尖，也不要伸长手臂，最好请在家中的亲人帮助。

第194天：练习拉梅兹呼吸法

如果孕妈妈不能掌握拉梅兹呼吸法的练习要领，可以到孕妇培训班，在专业人士的指导下进行练习。

 ## 第一阶段——胸部呼吸法

由鼻子深深吸一口气，随着子宫收缩就开始吸气、吐气，反复进行，直到阵痛停止再恢复正常呼吸。

 ## 第二阶段——嘻嘻轻浅呼吸法

身体完全放松，眼睛注视着同一点。用嘴吸入一小口空气，保持轻浅呼吸，让吸入及吐出的气量相等，完全用嘴呼吸，保持呼吸高位在喉咙，就像发出"嘻嘻"的声音。

 ## 第三阶段——喘息呼吸法

孕妈妈先将空气排出后，深吸一口气，然后快速做4~6次的短呼气，感觉就像在吹气球，也可以根据子宫收缩的程度调节速度。

 ## 第四阶段——哈气运动

先深吸一口气，然后短而有力地哈气，如浅吐1、2、3、4，然后大大地吐出所有的气。同时放松骨盆肌肉。需要换气时，保持原有姿势，马上把气呼出，同时马上吸满一口气，继续憋气和用力，直到宝宝娩出。

第195天：识字胎教

把数字和一些笔画简单、容易记忆的字制成颜色鲜艳的卡片，和胎宝宝一起学一学、读一读。

 识字儿歌

左边是一撇，
右边竖弯钩，
儿子要坚强，
不让眼泪流。

口字里面有两横，
好像双目小瞳仁，
看书上网做作业，
注意保护大眼睛。

先撇后一捺，
人字不分家，
入字捺出头，
分手便是八。

三个小脚丫，
就是一个爪，
老鹰有爪子，
爱把小鸡抓。

小爪抓着秃宝盖，
朋友爱到下边来，
爱党爱国爱人民，
我最爱吃家乡菜。

头弯起，脚勾起，
一根扁担来挑起，
挑麦子，不歇气，
真是一个好孩子。

一下面，
是小爪，
不乱抓，
乖娃娃。

女儿站在左边数，
右边上下两块土，
女儿数完变娃娃，
娃娃从小爱读书。

两人一样高，
并肩上学校，
他俩多友好，
从不打和闹。

一点竖弯钩，
两点跟在后，
走路要小心，
莫要摔跟斗。

第196天：填色画山楂

【要点】山楂酸甜可口，好吃又好看，孕妈妈可以根据自己的喜好多画一些。

1 按照图片样式画出线条。

2 用绿色蜡笔填上山楂的叶子。

3 继续完善叶子。

4 用红色蜡笔填上山楂的颜色。

5 继续完善山楂，完成。

PART 8

第八个月：孕期不适又来袭

第197天：胎宝宝的头越来越大了

从现在开始步入孕晚期了。还有两个多月家中就将有一名新成员加入，你是不是感到异常兴奋和期待呢？

 ## 胎宝宝的发育

29周的胎宝宝现在坐高26～27厘米，体重约1300克。如果是男孩，他的睾丸已经从腹中降下来；如果是女孩，可以看到突起的小阴唇。胎宝宝这时大脑发育迅速，头也在增大，听觉系统也发育完成，对外界刺激反应也更为明显。如果在这时候给胎宝宝放些音乐，胎宝宝会对不同的音乐做出不同的反应。

 ## 孕妈妈的变化

孕妈妈的体重增加了8.5～11.5千克，子宫的顶部比肚脐高7.6～10厘米。孕妈妈的内脏被增大的子宫挤压，同时由于胎宝宝体积的增大，孕妈妈可以感受到胎宝宝更细微的动作。便秘、背部不适、腿肿及呼吸的状况可能会恶化。正确的姿势、良好的营养及适当的锻炼和休息将会改善这些问题。

小贴士

1.这时候宝宝的听觉系统发育完成，如果在这时候给宝宝放些音乐，宝宝会对不同的音乐作出不同的反应。

2.孕晚期孕妈妈仰卧时，容易出现头晕、胸闷、心悸、面色苍白、血压下降等症状，如果改为侧卧位，上述症状就会迅速消失。

第198天：孕晚期重点营养素

　　孕晚期子宫胀大对胃部有一定的挤压，使胃内容量相应地减小，与营养素的需求增加相矛盾，为了保证营养素摄入充足，应尽量选择体积小，营养价值高的食品，不宜再增加主食的量。

营养素	作　用	每日需求量	缺乏的危害	补充方法
锌	增强子宫有关酶的活性，促进子宫收缩	15～20毫克	使胎宝宝精神系统发育异常，在分娩时子宫收缩无力，不能有效促使胎宝宝娩出宫腔，延长产程，增加自然分娩的难度	肉类、海产品、豆类、坚果类都富含锌元素
铁	预防缺铁性贫血	35毫克	孕妈妈如果孕晚期缺铁，会烦躁不安、疲乏无力、心慌气短、头昏眼花，分娩时子宫收缩无力、滞产，严重时会导致新生儿贫血	多吃富含铁的食物或服用补铁口服剂
维生素K	预防出血	14毫克	孕晚期缺乏维生素K可导致早产、死胎，或造成胎宝宝出血性疾病	富含维生素K的食物有鱼肝油、菜花、白菜、菠菜、莴笋、干酪、肝脏、谷类等
钙、磷	促进胎宝宝牙齿生长	钙的日需求量为1000～1200毫克，磷的日需求量为400毫克	如果此阶段饮食中钙、磷供给不足，就会影响今后宝宝牙齿的生长	含钙的食物有牛奶、蛋黄、海带、虾皮、银耳、大豆等；含磷的食物有动物瘦肉、肝脏、乳类、蛋黄、虾皮、大豆、花生等

第199天：这些症状要注意

进入孕晚期后，由于内分泌变化和膨大子宫的压迫，会出现一些不舒服的症状。如果出现了下文中的急症症状，应立即去医院就诊。

突然头痛

在孕晚期孕妈妈突然出现头痛，往往是子痫的先兆，尤其是血压升高或出现严重水肿症状时更不可忽视，可能是患了妊娠高血压综合征。

胎膜早破

尚未到临产期，而从阴道突然流出无色、无味的水样液体，为胎膜早破。早期破水可刺激子宫，引发早产，并会导致宫内感染和脐带脱垂，影响母子健康，甚至还可能发生意外，要及时就医。

剧烈腹痛

在妊娠中晚期，若在外伤、负重或同房后突然出现剧烈腹痛，多为胎盘早期剥离，要去医院检查。另外，孕晚期如出现有规律腹痛，这常是分娩前的征兆，要做好临产准备。

严重心悸

孕晚期因为子宫增大，心脏负担加重，可能出现心跳加快。若此时患上心脏病或原有心脏病，会造成严重心悸，心慌，气促，不能平卧，使病情加重。

第200天：深呼吸，缓胸闷

　　孕晚期心脏的工作量明显加大，再加上孕妈妈体重的增加，更加重了心脏的负担，因此，常会有胸闷的感觉。不必惊慌，当孕妈妈感到呼吸困难时可以深呼吸，休息一会儿即可缓解。

 ## 孕晚期为什么会胸闷

　　1.孕晚期，全身的血容量比未孕时增加40%～50%，心率每分钟增加10～15次，心脏的排出量增加了25%～30%，也就是说心脏的工作量比未孕时明显加大，会引起心血输出量不足，从而致使组织供氧不足，引起胸闷。

　　2.孕晚期由于子宫体增大，使膈肌上升推挤心脏向左上方移位，影响到心脏的正常血液循环，导致胸闷。再加上增大的子宫和胎宝宝压迫肺部，影响呼吸功能，引起胸闷。

 ## 如何改善胸闷

•穿宽松的衣服•
　　过紧的衣服，特别是过紧的内衣，会使血液循环受阻，压迫胸肺部，导致胸闷。因此孕妈妈要穿宽松的衣服，没有束缚，自由舒适。

•采取侧卧姿势•
　　避免采取仰卧的姿势，因为仰卧时，子宫的全部重量会压迫腹动脉和下腔静脉，使心、肺等组织器官得不到充足的供血量，从而引发胸闷。孕妈妈的最佳睡眠姿势是左侧卧位。

•吸氧•
　　当胸闷比较严重时，最快速的缓解方法就是吸氧，可以去医院向医生说明情况，医院里一般都会提供吸氧设备。

第201天：腹部为什么会发硬

到了孕后期，肚子发硬伴有疼痛是宫缩的表现，也是分娩的先兆。宫缩的疼痛部位，有的产妇在腹部，有的在腰部。你千万不要紧张，被阵痛吓住。其实不强烈的宫缩可能根本就没有感觉或者与来月经时的小腹疼痛相似。

 早产

早产是指妊娠未满37周的孕妈妈非正常分娩。通常可发生宫缩，表现为下腹发紧、发硬，腹痛。

 假宫缩

这是发生在妊娠中的不规则的弱的子宫收缩，几乎不伴有疼痛。其特点是常在夜间频繁出现，翌日早晨即消失。

这和孕晚期的分娩阵痛表现为间隙短、有规则地渐进的腹痛不一样。大多数孕妈妈可无不适感觉，但有些对痛觉敏感的孕妈妈，可将子宫正常的收缩误认为临产宫缩。据估计，约有1/3的所谓先兆早产病例，并非真正临产，而是假临产。

 感染及其他原因

早产发生的原因多见于感染，其中包括生殖道感染及羊膜炎等。但泌尿道感染，肠道感染也可诱发以上症状。另外，胎宝宝在腹中活动频繁时某些孕妈妈也会下腹发紧、发硬，有疼痛感。

第202天：动手布置未来的儿童房

从小就让宝宝单独睡，容易培养他独立的性格，但是要在他不黏人、恐惧感降低的时候再让他独自睡。

儿童房的光线

儿童房内必须保持良好的光线与通风，而房间的方位在东方为好，因为光的能量能够充分进入室内，白昼与黑夜的体现较为完善。宝宝的房间向阳，阳光中的紫外线可以促进维生素D的形成，防止宝宝患小儿佝偻病，但应注意避免阳光直接照射宝宝的面部。

儿童房的床位

婴儿床应该是独立的，放置在房间的中央，有利于家长的呵护，而且头北脚南的位置特别适合新生儿。

保持室内空气新鲜，通风时注意风不要直接吹着宝宝，外面风太大时应暂不开窗。

儿童房的位置

由于宝宝出生后几乎都在睡觉，并且宝宝的身体功能均很稚嫩，因此绝对不能让宝宝住在刚刚装修好的房子里。儿童房应尽量避免外人来往，更不要在屋里吸烟，以减少空气污染。还要避免噪声和油烟，不宜与厨房相对，以免受污染和干扰。

宝宝的居室及周围应避免噪声。因为宝宝的耳膜十分脆弱，持续的噪声会破坏宝宝的听力，严重时还会影响宝宝的智力发育。

第203天：孕妈妈手指"孕"动

伸出双手，一起来做手指操，并与腹中的胎宝宝沟通。

我是一个大苹果（指着自己双手张开表示"大"）。

小朋友们都爱我（双手示指点着前面的人）。

请你先去洗洗手（双手做洗手的动作）。

要是手脏（用右手示指点着左手手掌）。

别碰我（挥动右手表示"不"）。

第204～205天：胎宝宝胖了一点

胎宝宝越来越大了，"小房子"里的羊水有所减少，他再也不能像小时候一样在羊水里自由自在地"游泳"了。

胎宝宝的发育

30周的胎宝宝现在身高约44厘米，体重约1500克。胎宝宝的头部在继续增大，大脑发育也非常迅速。大脑和神经系统已经发达到一定的程度，皮下脂肪继续增长。这周胎宝宝的眼睛可以开闭自由，大概能够看到子宫中的景象，还能辨认和跟踪光源。但是并不能期待宝宝出生后就是个火眼金睛，通常宝宝在刚出生的时候只能看到很近距离的东西，逐渐才能看到远处的物体和人。

孕妈妈的变化

30周的时候子宫已上升到横膈膜，因此孕妈妈会感到呼吸困难，喘不上气来，吃饭后胃部不适等，这些都是正常现象，不必担心。随着胎宝宝头部开始下降，进入骨盆，不舒适的感觉会逐渐减轻。

孕晚期白带会越来越多，护理不当就可能引发外阴炎和阴道炎，导致胎宝宝在出生经过阴道时被感染。因此，日常生活中要注意保持外阴清洁卫生。如果外阴出现瘙痒、白带增多、颜色及性状也发生了变化，并散发不好的味道，可能是感染了炎症，不要使用碱性大的肥皂清洗外阴，要赶快就医，按医生指导护理。

第206天：营养师的贴心建议

　　孕育进入最后的冲刺阶段，营养的贮备对孕妈妈来说显得尤为重要。安全、健康、合理的饮食，是胎宝宝健康出生的必要前提。

 ## 补充必需脂肪酸

　　此阶段是胎宝宝大脑细胞增殖的高峰，孕妈妈需要提供充足的必需脂肪酸，以满足大脑发育所需，多吃海产品可利于DHA的供给。

　　鱼肉含有优质蛋白质，脂肪含量却比较低。鱼还含有各种维生素、矿物质和鱼油，有利于胎宝宝大脑发育和骨骼发育，是孕晚期最佳的蛋白质来源。而且鱼肉中富含ω-3脂肪酸，能有效防止早产。

 ## 饮食少盐又少糖

　　怀孕后期，最危险的状况就是妊娠高血压。为了预防妊娠高血压，要减少盐和水分以及糖分的摄取量，为此要适当改变烹调方法和饮食习惯。制作沙拉时，最好用柠檬和食醋代替酱油和盐；吃面时，最好不要喝面汤。

 ## 饭后休息半小时

　　众所周知，饭后马上躺下就会妨碍消化，容易发胖，但是孕妈妈例外。饭后30分钟之内，脸朝右侧卧，这样能把血液集中到腹部，可以给胎宝宝提供充分的营养。但是不能在这段时间内熟睡或在床上翻来覆去。

第207天：缓解孕晚期的胃灼热

50%以上的孕妈妈会在怀孕期间发生胃部灼热的症状。通常"胃灼热"发生于怀孕中期及晚期，大部分的孕妈妈在分娩后即可恢复正常。

 胃灼热发生在孕晚期

孕妈妈怀孕过程中的各种肠胃症状，包括呕吐、恶心、便秘、返流等，皆十分普遍。所以约有50%以上的孕妈妈会在怀孕期间发生胃部灼热的症状。通常胃灼热发生于怀孕中期及末期，大部分的孕妈妈在分娩后即可恢复正常。

 缓解胃灼热的方法

1.少食多餐，使胃部不要过度膨胀，即可减少胃酸的返流。

2.睡前2小时不要进食，饭后半小时至1小时内避免过久卧床。

3.睡觉时尽量以枕头垫高头部15厘米，以防止发生返流。

4.在医生的指导下服用药物，中和胃酸。

5.体重若过重，应减少自身体重的增加，并避免食用高糖分的食物或饮料。

6.油腻食物会引起消化不良；酸性食物或醋会使胃灼热加剧，孕妈妈应尽量避免食用。

7.咖啡会使食管括约肌松弛，并加剧胃酸回流，亦应避免。

8.过热的食物及辛辣食物都会对胃部产生刺激，所以均宜避免。

9.多吃含β－胡萝卜素的蔬菜，及富含维生素C的水果，如胡萝卜、甘蓝、红椒、青椒、猕猴桃等。

第208天：什么是前置胎盘

前置胎盘是妊娠晚期出血的主要原因之一，主要症状是无痛性、反复阴道出血。如果处理不当，将会危及母子生命安全，需格外警惕。如果孕妇有人工流产、刮宫等引起子宫内膜损伤的病史一定要注意了。

 ## 前置胎盘

在正常情况下，胎盘附着处在子宫体部的后壁、前壁或侧壁，如果它在孕28周后附着在子宫下段，或者覆盖在子宫颈内口处，比胎宝宝的先露还要低，就是"前置胎盘"。前置胎盘是孕晚期出血的主要原因之一，是妊娠期的严重并发症，最主要的发病时间在妊娠晚期或临产时，主要症状是无痛性、反复阴道出血。

 ## 前置胎盘的危害

•对孕妈妈的危害•

由于反复多次出血，孕妈妈贫血，出血量多时甚至能引起休克。分娩后由于子宫收缩力差，常发生产后出血。前置胎盘患者常并发胎盘粘连、植入性胎盘，使胎盘剥离不全面，发生大出血。此外，前置胎盘的胎盘剥离面接近宫颈外口，细菌易从阴道侵入胎盘剥离面，引起感染。

•对胎宝宝的危害•

由于前置胎盘出血大多发生于孕晚期，容易引起早产，亦可因产妇休克发生胎宝宝宫内窘迫，使胎宝宝严重缺氧以致胎死宫内，也可因早产儿生活力差而死亡。所以，前置胎盘的早产儿死亡率较高。

第209天：悉心养护，预防早产

进入孕晚期，早产随时可能发生，如果孕妈妈出现下腹部反复变软变硬，阴道出血以及早期破水等早产征兆，应马上卧床休息并及时就医。

 早产有如下征兆

•下腹疼痛•

下腹部有类似月经来潮前的闷痛，规则的子宫收缩及肚子变硬，每小时6次或更多次的子宫收缩，每一次至少持续40秒。

•持续背酸•

持续性的下背腰酸，阴道分泌物变多，或夹带红色血丝，如破水或出血、肠绞痛或不停腹泻等。

•分泌物有异•

分泌物增加，有水状或血状的阴道分泌物。

 如何预防早产

注意事项	具体方法
避免性生活	保持愉快的心情，孕晚期禁止性生活
全面摄取营养	多喝牛奶、吃动物肝脏等，必要时补充铁、钙等制剂，防止铁、铜等微量元素缺乏引起早产
避免剧烈活动	少做弯腰等会增加腹部压力的动作
防止便秘	喝蜂蜜水，吃膳食纤维含量丰富的新鲜蔬菜、水果等，以免排便困难，诱发早产

第210天：宝宝长大会像谁

孕妈妈看着肚子一天天大起来，是不是会和丈夫争论胎宝宝长得会像谁？一起来看看遗传规律。

 ## 半数以上概率的遗传

·智商·

智力的遗传相当复杂，它并非只是一个遗传单元，因此可能会从父母那里继承智力的方方面面。一般来说，智力受遗传的影响是十分明显的，父母的智力高，宝宝的智力往往也高；父母智力平常，宝宝的智力也一般；父母智力有缺陷，宝宝有可能智力发育不全。

·身高·

身高属于多基因遗传，而且决定身高的因素35%来自爸爸，35%来自妈妈，其余30%则与营养和运动有关。

·鼻子·

双亲中有一个是鼻梁挺直的，遗传给宝宝的可能性就很大。

·肥胖·

体型也属于多基因遗传。据统计，父母均瘦，宝宝也多为瘦型，仅有7%会胖；父母之一肥胖，宝宝有40%肥胖；父母都肥胖，宝宝有80%肥胖。

 ## 接近百分之百的遗传

·下颚·

下颚是不容商量的显性遗传。有半数以上的遗传概率。如果父母任何一方有突出的大下巴，宝宝要想长个小下巴是很难的。

·双眼皮·

单眼皮与双眼皮的男女结婚，宝宝极有可能是双眼皮。但如果父母双方都是单眼皮，在一般情况下，宝宝也会是单眼皮。

·耳朵·

耳朵的形状也是遗传的。而且大耳朵是显性遗传，小耳朵则为隐性遗传。

第211天：胎动减少了

在接下来的两个月中，胎宝宝的身高增长会减慢，而体重会迅速增加，又将经历一个发育高峰，孕妈妈要做好准备，迎接胎宝宝的变化。

 ## 胎宝宝的发育

31周的胎宝宝身体和四肢继续长大，直到和头部的比例相当，胎宝宝现在的体重约为2000克。皮下脂肪更加丰富了，皱纹减少，看起来更像一个婴儿了。这时候各个器官继续发育，肺和胃肠接近成熟，有呼吸能力和分泌消化液。胎宝宝喝进去的羊水，经过膀胱排泄在羊水中，这是在为出生后的排尿功能进行锻炼。

 ## 孕妈妈的变化

31周的时候，孕妈妈会发现胎宝宝胎动越来越少了，但是不用担心，只要感到胎宝宝在腹中偶尔的活动，就说明他很好。原因很简单，胎宝宝越来越大了，他活动的空间在减小，他的手脚不能自由地伸展了。

孕妈妈本月体重增加了1300~1800克，在最后的几周内孕妈妈的体重可能会增加很多，这是因为此时胎宝宝生长的速度很快。

第212天：准爸爸下厨：润肠通便食谱

整个孕期有了老公的照顾，孕妈妈即便辛苦也是幸福的，所以一定要请准爸爸积极投入到胎教中，和胎宝宝积极互动起来。

孜然鱿鱼

材料准备

鲜鱿鱼250克，青椒丝、孜然、葱末、姜丝、白醋、胡椒粉、盐、料酒、植物油各适量。

做法

1. 将鱿鱼剪开，把墨囊取出，剥下皮，除去内脏，并冲洗干净。
2. 将鱿鱼切成花刀片，放沸水中焯一下，捞出沥干。
3. 锅中放油烧热后放入葱末、姜丝。
4. 炝锅后倒入鱿鱼片快速翻炒，再放入青椒丝、白醋、料酒、孜然，将鱿鱼炒熟透，加盐、胡椒粉调味即可。

银杏果芦笋虾

材料准备

冻红虾500克，鲜芦笋300克，杏仁、姜、植物油、生抽各适量。

做法

1. 将鲜芦笋洗净后，用刨刀削掉根部附近较老粗皮，切成段。

2. 冻红虾解冻后剪掉头部，去表皮剥成虾仁。

3. 锅内加植物油加温至七成热，放入姜丝、芦笋段略炒一会。

4. 加入剥好的虾仁、银杏果翻炒，淋入生抽，调味即可。

第213天：孕晚期尿频滴答滴

孕晚期，胎头逐渐下降，落入盆腔中，向前压迫膀胱，使膀胱变窄，贮尿量减少，从而出现尿频现象。孕妈妈不要因此而感到情绪低落。

 尿频现象找上门

•感染引起尿频•

因为孕妈妈分泌物较多，容易引起泌尿系统感染，有时也会表现出尿频，尿路结石或存在异物，这些都会引起尿频现象；膀胱有炎症，神经感受阈值降低，尿意中枢系统处于兴奋状态，也会发生尿频。

•精神原因引起尿频•

尿频并非全部是由疾病引起的，精神原因也能导致尿频。孕晚期，面临分娩，孕妈妈精神紧张，每天担心害怕，导致尿频更加严重。

 应对尿频现象的办法

•从饮食着手•

1.少量多次饮水，不要一次喝过多的水，临睡前1～2小时不要喝水。

2.少吃西瓜、冬瓜等利尿的食物。

•从生活习惯着手•

1.任何情况下都不要憋尿，及时排尿，否则容易造成尿潴留。

2.经常做会阴收缩练习，加强骨盆底肌肉的弹性和力量，有效控制排尿，减少分娩时对产道的撕裂伤。

第214天：孕妈妈抗过敏秘籍

过敏体质的孕妈妈要比一般人更注意生活细节，特别是气喘患者，应该先与医生沟通，将病情控制好，并找出过敏原，才能避免在怀孕期间发病而影响胎宝宝及自己的健康。

 ## 穿着棉质衣物

1.皮肤过敏者衣服穿着以宽松为主，腰带勿过紧，以免皮肤受压迫。

2.避免穿毛料衣物及使用毛毯，因为会刺激皮肤，且毛絮及毛毯中的灰尘会引起气喘发作。

3.皮肤痒的时候切忌抓挠，因为对抓伤的部位伤害很大，以后该部位再犯过敏的概率很高。

4.皮肤过敏的孕妈妈最好在还没出现过敏症状之前就找医生开止痒药膏，如此便能在最短时间获得控制。

 ## 杜绝生活环境中的过敏原

1.保持干净：要丢弃的食物必须密封，以免引来蟑螂，因为蟑螂的排泄物会引起过敏。

2.避免接触粉尘：可使用防过敏寝具，并勤加清洗。

3.预防真菌：尤其是夏天，真菌的孢子会随空气飘浮，所以要保证空气清洁，可使用空气净化机。

第215天：要注意心理保健

临近预产期，准爸爸应该抽出更多的时间陪在孕妈妈身边，给孕妈妈更多的信心和勇气，让孕妈妈远离产前焦虑。

 ## 产前焦虑来袭

由于临近预产期，孕妈妈对分娩的恐惧、焦虑或不安会加重，对分娩"谈虎色变"。有些孕妈妈对临产时如何应对，如有临产先兆，会不会来不及到医院等问题过于担心，因而稍有"风吹草动"就赶到医院，甚至在尚未临产，无任何异常的情况下，要求提前住院。

 ## 产前抑郁症请走开

•做好分娩准备•

分娩的准备包括孕晚期的健康检查、心理上的准备和物质上的准备。一切准备的目的都是希望母婴平安，所以，准备的过程也是对孕妈妈的安慰。如果孕妈妈了解到家人及医生为自己做了大量的工作，并且对意外情况也有所考虑，那么，她的心中就应该有底了。

孕晚期以后，特别是临近预产期，丈夫应留在家中，使妻子心中有所依托。

•转移注意力•

孕晚期，孕妈妈可以适当做一些有利于健康的活动，以此转移注意力，避免出现产前抑郁。孕妈妈可以选择自己感兴趣的事情，如唱歌、画画、做手工，晚上与丈夫一起散步，倾诉心中的疑虑和不安，获得老公的安慰。不要因为担心安全问题而整日闭门在家，独自胡思乱想，担心各种莫名的问题，这样更易导致精神紧张。

第216~217天：哪些事情要停止了

临近预产期，胎宝宝随时都可能出生，在日常生活中孕妈妈要特别注意，一些事情要彻底停止了，一切为了胎宝宝的健康出发。

 ## 长途出行

为了胎宝宝和孕妈妈的安全着想，最好不要进行长途旅行。这个时期孕妈妈的身体重心继续后移，下肢静脉血液回流受阻，往往会引起脚肿，所以应避免穿高跟鞋，否则会因重心不稳而摔跤，造成早产，危及胎宝宝的生命和孕妈妈自身的健康。

 ## 做家务

大部分孕妈妈会在住院前彻底进行一次打扫和整理，以迎接新生命的到来，这很容易导致身体疲劳。孕晚期，繁重的家务会导致早产，所以要特别小心。保证充分的休息，同时保持规律的生活节奏，这在孕晚期非常重要。做家务时，如果觉得疲劳，就应该马上休息。

第218天：胎宝宝继续长大

现在是不是见到胎宝宝的心情越来越迫切了？其实，胎宝宝也在为出生做着最后的准备，他在努力地成长哦！

 ## 胎宝宝的发育

 32周的胎宝宝身长约45厘米，体重约2000克。如果胎宝宝是男孩，他的睾丸可能已经从腹腔进入阴囊，但是有的胎宝宝可能会在出生后当天才进入阴囊；如果是女孩，她的大阴唇明显地隆起，左右紧贴。这说明胎宝宝的生殖器发育接近成熟。除此之外，胎宝宝已经长出一头的胎发，但头发稀少，不过胎宝宝出生后头发的浓密稀疏并不取决于这时候头发的疏密。另外胎宝宝的指甲已经长到了指尖。

 ## 孕妈妈的变化

32周的时候孕妇会发现胎宝宝的胎动越来越少了，但是不用担心，只要感到宝宝在你腹中偶尔活动，就说明他很好。原因很简单，胎宝宝越来越大了，他活动的空间在减少，他的手脚不能自由伸展了。

孕妇这时每周体重增加约250克，感觉尿意频繁，这是由于胎头下降，压迫膀胱的缘故。沉重的腹部会让妈妈不愿意走动，并且感到疲惫，这些都是正常的现象，但是为了您在分娩的时候更加轻松些，您还是要适当地活动。

小贴士

1. 进入孕晚期，有很多不稳定因素会导致早产，因此孕妈妈要稳定情绪，预防早产。

2. 本周要注意的首要问题就是"胎位"，胎位正常与否十分重要，它关系到分娩能否顺利进行。

第219天：粗粮虽好，但不宜多吃

进食粗粮并非多多益善，如果摄入纤维素过多，反而会影响人体对蛋白质、无机盐以及某些微量元素的吸收。

 ## 适合孕妈妈吃的粗粮

玉米：富含镁、不饱和脂肪酸、粗蛋白、淀粉、矿物质、胡萝卜素等营养成分。

红薯：富含淀粉、钙铁等矿物质，所含氨基酸、维生素A、B族维生素、维生素C远高于精制细粮。

荞麦：荞麦含丰富的赖氨酸，能促进胎宝宝发育，增强孕妈妈免疫功能。铁、锰、锌等微量元素和膳食纤维含量比一般谷物丰富。

糙米：每100克糙米胚芽就含有3克蛋白质，1.2克脂肪，50毫克维生素A，1.8克维生素E，锌、铁各20毫克，镁、磷各15毫克，烟碱酸、叶酸各250毫克，这些营养素都是孕妈妈每天需要摄取的。

 ## 为何不宜过多吃粗粮

•循序渐进吃粗粮•

突然增加或减少粗粮的进食量，会引起肠道反应。对于平时以细粮为主的孕妈妈来说，为了帮助肠道适应，增加粗粮的进食量时，应该循序渐进，不可操之过急。

•搭配荤菜吃粗粮•

当我们每天制作食物时，除了顾及口味嗜好，还应该考虑荤素搭配、平衡膳食。每天粗粮的摄入量以30~60克为宜，但也应根据个人情况适当调整。

第220天：胎宝宝胎位正常吗

有些孕妈妈临近分娩，仍胎位不正，对选择顺产还是剖宫产，常常拿不定主意。其实胎位不正也不必惊慌，只要定期做好产前检查，按医生的指导去做，也能安全分娩。

胎位不正的情况

•臀位•

1.混合臀先露

2.单臀先露

•足位•

3.单足先露

4.双足先露

•横位•

当胎宝宝之长轴和母亲之长轴互相垂直，且胎宝宝之肩膀或手为先露部位，称为横位。

这样纠正胎位不正

•桥式卧位•

将臀部垫高30～35厘米，孕妈妈仰卧，将腰置于垫上。每天做1次，每次10～15分钟，持续1周。

•外治法•

艾灸时放松裤带，腹部宜放松。点燃艾条后，将火端靠近孕妈妈的足小趾处，指甲外侧角处（穴位），保持不被烫伤的温热感，或用手指甲掐压至阴穴。

胎位不正的预防

1.横位应做选择性剖宫产。臀位分娩，初产妇多做剖宫产；经产妇、胎宝宝较小、孕妇骨盆够大者，可考虑阴道分娩。

2.做好产前检查，预先诊断出胎位不正，及时治疗，如未转为头位，则先做好分娩方式选择，提前住院待产。可以预防分娩时胎位不正及避免因胎位不正造成的严重后果。

第221天：近视孕妈妈的护眼秘籍

不少近视孕妈妈忧心忡忡，不仅担心用眼不当会否影响自己的身体，更担心胎宝宝会遗传。其实只要近视眼孕妈妈在怀孕期间做好预防工作，这些问题就无须担心。

 ## 怀孕了，眼球有变化

1.角膜厚度增加，越到孕晚期，角膜厚度增加越明显。
2.角膜敏感度反而降低。
3.孕晚期角膜弧度会变得比较陡，原先佩戴合适的眼镜变得不合适。
4.近视度数可能会增加。

 ## 高度近视慎防视网膜脱落

高度近视的孕妈妈应该避免剧烈的运动、震动和撞击。因为这些都容易导致视网膜脱落。当高度近视的孕妈妈在分娩过程中竭尽全力时，由于腹压升高，确实存在着视网膜脱落的危险。但并不是高度近视就不能自然分娩了，最好的办法是请医生来把关，根据眼底的具体情况决定是否能够自然分娩。

 ## 摘掉隐形眼镜

孕妈妈并不适合常戴隐形眼镜，起码要在怀孕3个月后停戴，产后6~8周（最好3个月）再重新佩戴。如果必须佩戴就要严格做好镜片的清洁保养工作，或是使用日抛式隐形眼镜，用完就扔，对眼睛最健康。

第222天：准爸爸上阵，贴心关爱孕妈妈

现在孕妈妈的肚子越来越大，很多事情做起来变得非常困难，此时准爸爸要自告奋勇承担起丈夫的责任，表达对妻子和胎宝宝的爱。

为妻子剪脚指甲

剪脚指甲、捡东西这种复杂的"工作"不如交给准爸爸来做。想象一下，丈夫亲手为自己剪脚指甲的画面，可能一辈子就这段时间能有这种经历，就算是麻烦也是一种幸福的体验。

穿袜子由丈夫代劳

孕妈妈的身体变得异常笨拙，因为肚子大，孕妈妈不能轻松地弯腰、侧身，很多日常小事也变得更加困难了，比如穿鞋袜。因此，丈夫要更加疼惜妻子，肩负起为妻子穿脱鞋袜的工作。孕妈妈的袜口不能太紧，否则会阻碍孕妈妈腿部的血液循环，加重孕晚期水肿和静脉曲张。

第223～224天：读一读民间童谣

　　孕妈妈是不是对临产有满满的期盼和一丝的恐惧？读一读传统民谣，放松下来。

小老鼠

小老鼠，上灯台，
偷油吃，下不来。
吱儿吱儿叫奶奶，
　奶奶不肯来，
叽里咕噜滚下来。

小白兔

小白兔，白又白，
两只耳朵竖起来。
爱吃萝卜爱吃菜，
蹦蹦跳跳真可爱。

新年到

新年到，放鞭炮，
噼噼啪啪真热闹。
耍龙灯，踩高跷，
包饺子，蒸年糕。
奶奶笑得直揉眼，
爷爷乐得胡子翘。

我有一双小小手

我有一双小小手，
一只左来一只右。
小小手，小小手，
一共十个手指头。
我有一双小小手，
能洗脸来能漱口，
会穿衣，会梳头，
自己事情自己做。

五指歌

一二三四五，上山打老虎。
老虎没打到，见到小松鼠。
松鼠有几只？让我数一数。
数来又数去，一二三四五。

拉大锯

拉大锯，扯大锯，
姥姥家里唱大戏。
接姑娘，请女婿，
就是不让冬冬去。
不让去，也得去，
骑着小车赶上去。

PART 9

 第九个月：进入分娩准备期

第225天：胎宝宝变得圆润了

本周胎宝宝的皮下脂肪较前已大为增加，皱纹减少了，身体圆润，现在的样子已经和出生时很接近了。

 ## 胎宝宝的发育

 ## 孕妈妈的变化

33周的胎宝宝身长约48厘米，体重约2200克。胎宝宝的呼吸系统和消化系统发育已经接近成熟。33周的胎宝宝应当注意头的位置，胎位正常与否直接关系到孕妈妈是否能够正常分娩。胎宝宝现在头骨很软，每块头骨之间有空隙，这是为在生产时头部能够顺利通过阴道做准备。但是胎宝宝身体其他部位的骨骼已经变得很结实，皮肤也不再又红又皱了。

33周的时候，如果是初产妇，此时胎宝宝的头部已经降入骨盆，紧紧地压在子宫颈上。而对于经产妇，胎宝宝入盆的时间会稍晚些。孕妈妈此时手、脚、腿等都会出现水肿，因此要注意水的摄入量。水肿情况严重的孕妈妈，要及时到医院就医。

小贴士

1. 孕9月开始是胎宝宝骨骼发育的重要时期，因此孕妈妈要加强营养，多吃动物性蛋白，补充充足的钙、铁、磷。

2. 为了减轻对分娩的紧张情绪，孕妈妈可以从现在开始学习一些分娩技巧，这对顺利分娩很有帮助。

第226天：两道美味的补碘佳肴

　　缺碘会导致孕晚期出现甲状腺机能减退，依靠食物补碘的好处是无过量的风险，配合应用碘盐，可保孕妈妈和胎宝宝平安。

鲫鱼汤

材料准备

鲫鱼1/2条，豆腐50克，生菜100克，姜1小匙。

做法

1. 鱼剖开腹去内脏和鳞，洗净沥干水；生菜撕成3厘米左右的长条，豆腐切块。
2. 坐锅点火，热油，将鲫鱼下油煎黄时捞出。
3. 另起锅，加适量水烧滚，放入豆腐、鲫鱼和姜块，煮约15分钟，再加入生菜，待熟时放入盐调味即可。

虾皮紫菜蛋汤

材料准备

虾皮、紫菜各适量，鸡蛋1个，香菜适量，香油、盐各适量。

做法

1. 将虾皮洗净，紫菜撕成小块，香菜择洗净，切段。将鸡蛋打散备用。

2. 用姜末炝锅，下入虾皮略炒，加水适量，待水烧开后淋入鸡蛋液。

3. 放入紫菜、香菜，并加香油、盐调味即可。

第227天：应对孕晚期疼痛

孕晚期不时受到各种疼痛的困扰，孕妈妈可真烦恼！让我们对这些疼痛做一个大概的了解，并找出最恰当的应对方法吧！

 腹痛

•生理性腹痛•

自32周之后，胎宝宝逐渐占据子宫的空间，他的活动空间也越来越小，他偶尔还是很用力地踢孕妈妈。当他的头部撞在孕妈妈骨盆底的肌肉时，孕妈妈会突然觉得被重重一击，感到腹部有些疼痛。

•病理性腹痛•

病理性腹痛即由许多疾病引起的腹部疼痛，如胃炎、肠炎、急性阑尾炎、胎盘早剥、子宫先兆破裂及各种炎症等。

 头痛

孕晚期出现头痛，如果没有明显的诱发因素，首先要测量血压，如果血压升高并伴有水肿，或者水肿不明显但体重增加明显，应警惕发生先兆子痫的可能性，必须马上就医，以防意外。

 胸痛

发生于孕晚期的胸痛，可能是增大的子宫抬高膈肌所引起的，也可能是由于钙缺乏引起。后者可适当补充一些含钙丰富的食物，或在医生的指导下服用少量钙剂；前者则要注意适当休息，饮食采用少食多餐法，避免动气大怒。

 腿痛

常见的原因是腿部肌肉痉挛造成的，往往是孕妇缺钙或缺乏B族维生素所致。多吃富含上述营养素的食物有助于改善症状。

第228天：不必恐惧会阴侧切术

分娩时的阵痛会掩盖会阴切开时的疼痛，再加上局部麻醉的作用，孕妈妈基本不会感到疼痛。在切开之前，医生会告知孕妈妈。

 ## 关于会阴侧切术

阴唇和肛门之间的部位是会阴。通常只有2～3厘米长，但分娩时，在激素的作用下将会阴拉伸至约10厘米长。初次分娩时，拉伸会阴是相对困难的，为了使胎宝宝顺利出生，并防止产妇会阴撕裂，保护盆底肌肉，医生通常会在分娩过程中在产妇会阴部切一个斜形切口，这就是很简单的会阴侧切术。

 ## 会阴侧切的术后护理

吃止痛片是最直接的止痛办法，也可以采取一些物理疗法让伤口尽快恢复：

1.保持伤口干燥：如厕、洗完澡后，用脱脂棉或清洁的面纸轻拍会阴部，保持伤口的干燥与清洁。

2.切忌用力：不要用力解便，以避免缝合的伤口裂开。

3.避免性行为：产后6周内，应该避免性行为的发生。

4.肿痛可用优碘：裂伤较严重且伤口肿痛者，可以在水中加入优碘坐浴，或用烤灯加快复原速度。

第229天：顺产如何避免会阴侧切

面对会阴侧切，孕妈妈只能被迫接受吗？答案是否定的。只要孕妈妈经常进行会阴按摩，以此增强肌肉组织的弹性和柔韧性，会阴侧切在很大程度上是可以避免的。

孕期做足准备，按摩会阴

医生决定采用侧切，很大一部分理由就是为了避免产妇的会阴撕裂。事实上，只要在妊娠大约32周的时候，每天进行会阴的按摩和锻炼，来增强肌肉组织的柔韧性和弹性，就可以避免会阴侧切手术。

学习按摩手法

1.把一面镜子放在会阴的前面，面朝会阴部。这样就可以清楚地看见会阴周围肌肉组织的情况了。

2.选择一些按摩油，如纯的菜籽油，或者水溶性的润滑剂，用拇指和示指把按摩油涂在会阴周围。

3.把拇指尽量深地插入阴道，伸展双腿。朝直肠的方向按压会阴组织。轻柔地继续伸展会阴口，直到觉得有些轻微的烧灼或刺痛的感觉。

4.保持这种伸展，直到刺痛的感觉平息，然后继续前后轻柔地按摩阴道。

5.按摩过程中，在阴道里勾起拇指，并且缓慢地向前拉伸阴道组织，分娩时宝宝的头也会这样出来。

6.最后，前后轻柔按摩拇指和示指之间的肌肉组织大约1分钟。

第230天：孕妈妈自我心理调适

随着子宫一天天增大，身体越来越笨重，行动不便、胃部不适、呼吸困难、腰腿疼痛等都相继出现，加之临盆日期一天天迫近，心理压力也开始加重，经常会出现一些心理变化。孕妈妈，你做好心理应对准备了吗？

 孕妈妈的种种顾虑

造成孕妈妈心理压力的往往不是别人，而是自己的各种忧虑和焦躁情绪，主要有以下几种：

1.胎宝宝在肚子里一天比一天大了，日常生活越来越不便，心里非常焦躁不安，急盼快些分娩，快点结束这段痛苦的日子。

2.虽说母乳喂养对于宝宝来说是最好的，可是总是担心这样会破坏自己优美的身材，因此在选择母乳喂养还是人工喂养的问题上举棋不定。

3.分娩的日子很快到来，似乎还没准备好，为自己是否能够顺利担当妈妈这一角色而感到忧虑。

 孕妈妈的心理自救

•了解分娩，克服恐惧•

这对有效地减轻心理压力，解除思想负担以及做好孕期保健，及时发现并诊治各类异常情况等均有很大帮助。这一切准备的目的都是为了确保母婴平安，同时这一准备的过程也是对孕妈妈情绪的安抚。

•改变单一枯燥的生活•

使自己的生活内容丰富起来，减少胡思乱想的时间。

第231天：提前掌握早产的征兆

新生命的降临会给父母带来无限的渴盼和喜悦，然而，有一些宝宝总是迫不及待地提前来到这个世界上，这些提前出生的宝宝，在医学上被称为"早产儿"。早产会给孕妈妈及宝宝带来一定生命危险，因此大家对早产的征兆要有所了解。

 子宫收缩

子宫收缩是早产的典型征兆。在怀孕29～36周时，如果出现有规律的子宫收缩，而且频率也很高的话，就可能预示着孕妈妈有早产的危险。子宫收缩会造成胎宝宝的头部压迫孕妈妈的直肠，出现强烈的便意感觉，而当阴道中有不正常的分泌物或者出现出血的情况时，就要及时就诊。

 持续阵痛

在怀孕29～36周时，子宫收缩频率为每10分钟两次以上，孕妈妈会开始感觉到酸痛，如果子宫颈的扩张比初次检查时超过1厘米，应该就是早产的阵痛，这时应立即去医院就诊。

 下腹变硬

孕妈妈的下腹部反复变软、变硬，且肌肉也有变硬、发胀的感觉，至少每10分钟有1～2次宫缩，每次持续30秒以上，而且伴随着持续阵痛，这种现象就是先兆早产，这时孕妈妈应尽早到医院检查。

第232天：胎宝宝的肺部发育成熟了

进入孕34周，孕妈妈可以长舒一口气了，因为不用再为胎宝宝早产而担心了。

胎宝宝的发育

34周的胎宝宝坐高约30厘米，体重2300克左右。胎宝宝现在圆圆的，开始变胖。胎宝宝的皮下脂肪形成后，将会在出生后调节体温。同时胎宝宝也在为分娩做准备了，他的头转向下方，头部进入骨盆。如果胎宝宝是臀位或其他姿势的胎位不正，医生都会采取措施进行纠正。胎宝宝的头骨现在还很柔软，而且每块头骨之间还留有空间，这是为了在分娩时使胎宝宝的头部能够顺利通过狭窄的产道。

孕妈妈的变化

胎宝宝头部下降并入盆，宫高约34厘米，子宫底在脐上约14厘米处。由于胎宝宝下降，孕妈妈会觉得呼吸顺畅了很多，食欲也增加了不少；有些孕妈妈会觉得腹部、膀胱有明显的压迫感，这也是正常的。

孕34周的时候，即将做妈妈的你要经常和胎宝宝讲话了，在和胎宝宝谈话的时候尽量用小孩子的声音和他交流，这样你的声音会更能够引起胎宝宝的注意和兴趣。孕34周的时候医生会对胎位特别地关注，因为胎位正确与否关系到孕妈妈能否正常分娩。胎位如果是臀位，即胎宝宝的臀部朝下，此类胎位不正，要在医生的帮助下进行纠正，以便顺利分娩。

小贴士

1.胎宝宝的发育基本完成，但仍在进一步成熟，孕妈妈要控制脂肪、蛋白质、碳水化合物的摄入量，以防胎宝宝过大，发生难产。

2.现在开始可能会发生阵发性子宫收缩，如果阴道有大量液体流出，应警惕胎膜早破，应马上去医院就诊。

第233天：脐带绕颈不可怕

脐带的一端连在胎宝宝的腹壁脐轮处，另一端连着孕妈妈子宫内的胎盘，担负着孕妈妈与胎宝宝之间的营养传递、物质循环的重要责任。

 ## 什么是脐带绕颈

脐带绕颈是脐带异常的一种情况，发生概率为20%～25%，绕颈1周或两周较常见，绕颈3周及以上者少见。脐带绕颈与脐带过长、胎宝宝过小、羊水过多及胎动过频有关。

 ## 脐带绕颈的危害

因脐带本身有补偿性伸展，不拉紧至一定程度，不会发生临床症状，所以对胎宝宝的危害不大。如果脐带不够长，或脐带绕颈圈数过多，脐带就会勒紧而影响胎宝宝的血液供应，就会有危险了。由于脐带受到压迫，营养和氧气的供应减少，胎宝宝生长所需供应匮乏，就会发生生长迟缓，甚至发生胎宝宝宫内窘迫。

 ## 脐带绕颈怎么办

1. 学会数胎动，胎动过多或过少时，应及时去医院检查。

2. 羊水过多或过少、胎位不正，要做好产前检查。

3. 通过胎心监测和超声波检查等间接方法判断脐带的情况。

4. 不要因怕脐带异常而要求剖宫产。

5. 减少震动，保持左侧位睡眠姿势。

第234天：判断羊水多与少

羊水池深度大于3厘米，小于8厘米，或羊水在8~18厘米都是正常的，偶尔一次羊水检查异常并不能说明什么问题，孕妈妈不用过于担心，多做几次复查再确诊。

 ## 羊水的作用

1.能缓和腹部外来压力或冲击，使胎宝宝不直接受到损伤。

2.稳定子宫内温度和压力，使胎宝宝的生长发育过程中能有一个活动的空间。

3.减少孕妈妈对胎宝宝在子宫内活动时引起的感觉或不适。

4.在子宫收缩时，羊水可以缓冲子宫对胎宝宝的压迫，尤其是对胎头的压迫。

5.破水后，羊水对产道有一定的润滑作用，使胎宝宝更易娩出。

 ## 羊水过多

正常妊娠时的羊水量随孕周增加而增多，妊娠最后2~4周开始逐渐减少，妊娠足月时羊水量约为1000毫升，凡在妊娠任何时期内羊水量超过2000毫升，称为羊水过多。多胎妊娠、胎宝宝畸形、胎盘或脐带病变都会出现羊水过多的情况。羊水过多有一定的危害，如并发妊娠高血压综合征、早产、胎位异常、胎膜早破等。

如何预防

多休息，日常饮食做到低盐，在医生的指导下进行药物治疗。

 ## 羊水过少

孕晚期羊水总量小于300毫升，则属于羊水过少。胎宝宝畸形、宫内发育受限、过期妊娠或羊膜发生病变都容易出现羊水过少现象。羊水过少会导致胎位不正、胎宝宝发育畸形、肺部发育不全，甚至导致胎宝宝肢体短缺，宫内窘迫和新生儿窒息的发生概率也较高。

第235天：谨慎预防羊水早破

羊水早破和漏尿的感觉非常相似，孕妈妈一定要注意区分，不要将两者混淆。

羊水早破居家紧急处理

一旦发生羊水早破，孕妈妈及家人不要过于慌张，立即让孕妈妈躺下，并且采取把臀位抬高的体位。在外阴垫上一片干净的卫生巾，注意保持外阴的清洁。只要发生破水，无论是否到预产期，有没有子宫收缩，都必须立即赶往医院就诊。在赶往医院的途中，也需要采取臀位抬高的躺卧姿势。

预防羊水早破

1.坚持定期做产前检查，4~6个月每个月检查偶一次；7~9个月每半个月检查一次；9个月以上每周检查一次；有特殊情况随时去做检查。

2.孕中晚期不要进行剧烈活动，生活和工作都不宜过于劳累，每天保持愉快的心情，适当地到室外散步。

3.不宜长时间走路或跑步，走路要当心，以免摔倒，特别是上下楼梯时，切勿提重物以及长时间在路途颠簸。

4.孕期减少性生活，特别是孕晚期，以免刺激子宫造成羊水早破。

第236天：平复心绪的深呼吸训练

好的呼吸方法不仅给胎宝宝提供足量的新鲜空气，更可帮助孕妈妈在分娩过程中正确用力，保证分娩的顺利进行。因此孕妈妈需要掌握正确的呼吸方法。

 ## 腹式呼吸训练

•仰卧腹式呼吸法•

仰卧，全身放松，屈膝，双脚自然分开，双手放松在腹部两侧，双手手掌放在小腹部，拇指正对肚脐下方，小指位于耻骨上3～4指远，围成三角形。然后用鼻子深深吸气，一直到不能再吸为止。吸气时腹部要隆起，然后慢慢用嘴呼气，使腹部恢复原状。初学者可先采用屈膝姿势，这样容易感到小腹随呼吸而动。熟练后则采用平伸双腿的姿势。练习完毕，呼吸慢慢恢复成自然呼吸，同时静守小腹部片刻。然后双手搓热，摩擦面部和头部，再活动一下腿部，一般每次练1小时左右，每天3～5次。

•侧卧腹式深呼吸•

侧卧在床上，两膝轻松地自然弯曲，身体下方的胳膊向上弯曲，手掌放在脸旁，另一只手轻放在下腹部，然后用仰卧腹式深呼吸的方法呼气、吸气。

 ## 日常生活训练

•抬起手臂，再放下•

在散步的时候，将手臂平举到与肩同高，然后按照呼吸的节奏将手臂向上抬20厘米，再慢慢放下。

•运动训练法•

双脚分开站立与臀部同宽，右脚向侧面跨一大步，然后是左脚，将手放在臀部上保持平衡，在同一方向重复15秒，然后换方向重复。

第237～238天：选择分娩的医院

由于选择自然分娩的孕妈妈无法控制胎宝宝出生的时间，胎宝宝可能在夜间出生。而有的医院在夜间不提供麻醉服务，所以选择自然分娩的孕妈妈应该在分娩前仔细咨询。

 ## 选择医院的类型

•专科医院•

专业妇幼保健院的产科医生每天负责的工作就是从孕期→产期→出院这一系列循环过程，技术实力相对较高，医护人员的操作也更为熟练。

•综合性医院•

要根据家庭经济实际状况和孕妈妈的身体状况选择合适的医院。如果孕妈妈在怀孕时伴有异常或出现严重的并发症，可以考虑选择大型综合性医院。这种医院会为孕妈妈提供合理的妊娠指导，认真评估并密切注意孕妈妈的病情发展情况。

 ## 选择医院考虑的因素

•交通是否便利•

分娩时，是否能很方便地抵达医院也是需要考虑的因素，所以，最好能选择附近的医院。

•对新生儿的护理•

在分娩过程中，医院是否提供胎心监护，在宝宝出生后，母子是否同室，是否有新生儿游泳和按摩、抚触等服务，此外，还应注意针对新生儿的检查制度是否完善。

•能否自主选择分娩方式•

当准爸爸带妻子到产科待产时，应进行一次综合检查，然后决定分娩方式。决定后和医生商量意外情况，比如要不要做阴道侧切手术，是不是在夜间提供麻醉服务等。

•是否提倡母乳喂养•

提倡母乳喂养的医院会鼓励妈妈进行母乳喂养，同时还会对妈妈给予相关的指导，教妈妈哺乳的方法和乳房按摩的手法等。

第239天：胎宝宝的肾脏发育完全

离预产期还有一个月的时间。现在每过1小时，胎宝宝就为出生做了更充足的准备。

胎宝宝的发育

35周的胎宝宝身长约50厘米，体重约2500克。胎宝宝现在开始变胖。皮下脂肪形成后将会为宝宝出生后调节体温。同时，胎宝宝也在为分娩做准备了，他的头转向下方，头部进入骨盆。除此之外，胎宝宝的两个肾脏已经发育完全，肝脏也可以自行代谢一些东西了。35周的胎宝宝指甲长长了，有的可能会超过指尖。

孕妈妈的变化

孕35周的时候，孕妈妈可以在胎宝宝活动时看到他的手脚、肘部在腹部凸显的样子，这是因为子宫壁和腹壁已经变得很薄。由此可知，光亮照进腹部的时候，胎宝宝会开始活动，到了晚上的时候，宝宝也会休息，逐渐地建立起了每日活动周期。

由于胎动开始减少了，孕妈妈要向医生学习如何测胎心和胎动。医生可以通过B超测量出胎宝宝的体重，不过在未来的几周内，胎宝宝的体重还会增加。同时孕妈妈在这几周中会感到身体越来越沉重，因此要小心活动，避免长时间站立。

小贴士

1. 胎动开始减少了，孕妈妈要向医生学习如何测胎心和胎动。

2. 孕妈妈在这几周中身体会越来越感到沉重，因此要注意小心活动，避免长时间站立，避免做家务活。

第240天：给孕妈妈加分的零食

孕妈妈是个特殊群体，到底吃哪些零食既能满足口福之欲，又有利于胎宝宝的发育呢？

 葡萄干

能补气血，利水消肿，其含铁量非常高，可以预防孕期贫血和水肿。

 核桃

核桃是一种营养价值非常高的食物，它自身含有丰富的维生素E、亚麻酸以及磷脂。

 酸奶

酸奶含益生菌，可以帮孕妈妈调理肠胃，同时又富含蛋白质，是补充蛋白质很好的来源。

 苹果

苹果有酸甜香脆的美味，能防治孕妈妈骨质软化症。苹果的香气还可缓解抑郁情绪。

 板栗

板栗含有丰富的蛋白质、脂肪、碳水化合物、钙、磷、铁、锌、多种维生素等营养成分，有健脾养胃、补肾强筋、活血止血的功效，还有利于骨盆的发育成熟，并能消除孕期的疲劳。

 全麦面包

全麦面包能够给体内提供大量的膳食纤维，还能补充更全面的营养，有便秘问题的孕妈妈可以尝试把它作为零食。

第241天：腹胀情况问答

腹胀是孕期特有的生理现象，有时它只不过是子宫肌肉收缩运动的结果，但有时也是发生流产或早产的前兆。这里我们把腹胀的秘密告诉孕妈妈，帮助孕妈妈做到有备无患。

 休息是缓解腹胀的关键

如果感觉腹胀，那是身体在提醒孕妈妈该休息了。无论是否为正常的生理性腹胀，首先要做的就是休息一下。

正常的腹胀是一种"腹胀→自然缓解"的过程。如果腹胀一直不停，比如安静休息了1～2小时后还不见缓解，则有可能是由于某种病症刺激了子宫造成的，此时就应该去医院进行检查了。

问：下腹部突然感觉下坠，这是什么原因呢？

答：孕中期，子宫会迅速变大，从而拉伸支撑子宫的韧带，因此腹部会有下坠感。其实，这正说明胎宝宝在健康发育。

问：有什么动作或行为容易引起腹胀？

答：如果是从怀孕前就一直在做或已经习惯了的动作或行为，就应该没有问题。比如长时间站立等，就有可能会引起腹胀，所以要加以注意。

问：孕晚期，一到晚上，肚子就会发胀。

答：如在怀孕的27～28周时，胎宝宝一般在腹中是昼睡夜醒的，所以晚上较多的胎动会刺激子宫，容易发生腹胀。另外，如果白天孕妈妈过于劳累，晚上也是比较容易腹胀的，因此孕晚期需要更加注意休息。

第242天：列一张宝宝专属物品清单

下文中所列举的用品只能作为参考，孕妈妈不必每样都备齐，只要准备需要用的就行。

物 品	要 求	数 量
喂养用品	奶嘴、奶瓶	各2个
	奶瓶刷	1个
	奶粉	1罐
衣着用品	纯棉衬衣	3件
	纯棉连袜裤	2件
	棉衣	2件
	纯棉袜子	2双
尿布	传统尿布（可用浅色旧棉布做）	15块
	纸尿裤	共15块
床及床上用品	可移动的、栅栏较高的小床	1张
	被子、褥子（不要太厚）	各2床
	毛巾被、小棉垫	各1条
洗浴用品	澡盆、脸盆	各1个
	大浴巾	1条
	小方毛巾	3条
	胎宝宝香皂	3块
	痱子粉	1盒
药品和医疗器械	75%酒精、2%碘酒（处理脐部及一般伤口）	各1小瓶
	消毒纱布	1盒
	绷带	5~10块
	消毒棉签	1包
	体温计	1支
	镊子（用以钳棉花和奶瓶）	2把

第243天：正确对待分娩痛

分娩会很疼，但孕妈妈越害怕疼痛，这种担心和紧张越会导致肌肉的紧张和拉扯力量的加剧，反过来又加重疼痛。所以要学会放松，正确地看待分娩疼痛，会有助于缓解紧张的情绪，从而缓解疼痛。

分娩疼痛表现不一

分娩只是一个生理过程，孕妈妈在临盆时，体内支配子宫的神经感觉纤维数目已很少了，一般不会产生强烈的痛觉。客观地说，分娩是有痛觉的，因为在分娩过程中，会牵扯子宫邻近的某些组织器官，产生局部痛感。体力劳动者平时活动量大，分娩时比较顺利，痛感也相应较轻。脑力劳动者或平时活动少的孕妈妈，常常因极度紧张和恐惧而加剧疼痛感。

需要疼痛多长时间

顺利分娩的过程就是孕妈妈的产力、产道与胎宝宝身体的径线相互适应的过程。只有经过了长时间的疼痛，才能让产道的大门慢慢"打开"。一般来说，初产妇的宝宝通过妈妈的产道一般需要12～16小时，而经产妇则只需要8～12小时。

第244～245天：助产"孕"动

产前运动可以增进孕妈妈分娩时所需要的体力以及产道肌肉的弹性，分娩时就能更有效地减少情绪与肌肉的紧张，帮助孕妈妈缩短产程，使得分娩过程更加顺利。

 ## 腰部运动

手扶椅背慢吸气，同时手臂用力，脚尖立起，身体向上，腰部挺直，使下腹部紧靠椅背，然后慢慢呼气，手臂放松脚还原，早晚各做5～6次。

 ## 腿部运动

以手扶椅背，右腿固定，左腿做360°转动（画圈），做毕还原，换腿继续做，早晚各做5～6次。

 ## 闭气运动

平躺，深吸两口气，立即闭口，努力把横膈膜向下压，如解大便状（平时在家练习时勿过分用力），早晚各做5～6次。

第246天：胎宝宝仍在生长

告诉你一个好消息！胎宝宝从本周末起就已经可以称作是足月儿了。送给他一个吻吧，奖励一下他的坚持。

胎宝宝的发育

36周的胎宝宝仍然在生长，本周宝宝身长51厘米左右，体重约2800克。

从本周末起胎宝宝就可以称作是足月儿了。在37周前出生的宝宝被称为早产儿或不足月儿，42周以后出生的宝宝则是过期产儿或过熟儿。因此，从现在开始要注意休息和保持个人卫生，随时准备和小宝宝见面。

孕妈妈的变化

怀孕36周的时候，孕妈妈会感到下腹部坠胀，这主要是由于胎宝宝在孕妈妈腹部的位置逐渐下降造成的。孕妈妈前一阵子的呼吸困难和胃部不适等症状在本阶段开始缓解，但是随着体重的增加，孕妈妈的行动越来越不方便，有的孕妈妈甚至会时时有胎宝宝要出来的感觉。另外，有的孕妈妈还会经常有尿意，这些都是正常现象，不必担心。

小贴士

1. 从本周开始要每周进行一次产检。

2. 进入分娩前的关键时期，对胎宝宝的监测不能放松，每天要坚持数胎动，将得出的数据记录一下，以便在分娩时给医生作为参考。

第247天：补锌有助于孕妈妈分娩

分娩会极大地消耗体力，加上产后要进行哺乳，孕妈妈应该补充各种微量元素，以应对即将到来的分娩。

如何判断是否缺锌

通过观察指甲可以判断孕妈妈是否缺锌，如果指甲上有白斑，说明体内已经缺锌了，白斑越严重，说明缺锌越严重。通过观察指甲白斑只是一个粗略的判断方法，没有白斑并不代表不缺锌，想要得知更准确的结果，孕妈妈需要到医院做血锌化验。

饮食补锌最有效

对于大多数孕妈妈来说，通过食物补充锌是最有效，也是最安全的方法。因此，孕妈妈在日常饮食中一定要注意补充锌元素。

孕妈妈可以经常吃些动物肝脏、肉、蛋、鱼以及粗粮，这些都是含锌比较丰富的食物。另外，核桃、瓜子、花生都是含锌较多的零食，每天最好都吃些，这样能起到较好的补锌作用。

还有一种水果是补锌非常好的来源，那就是苹果。苹果不仅富含锌等微量元素，还富含脂质、碳水化合物、多种维生素等营养成分，尤其是细纤维含量高，有助于胎宝宝大脑皮层边缘部海马区的发育，同时也有助于胎宝宝后天的记忆力。孕妈妈每天吃1~2个苹果就可以满足锌的需要量。

注意事项

要尽量少吃或不吃过于精制的米、面，因为小麦磨去麦芽和麦麸，成为精面粉时，锌已大量损失。

第248天：预测胎宝宝的体重

胎宝宝的体重与怀孕的周数成正比，也就是说，怀孕的周数越大，胎宝宝的体重越大。孕晚期孕妈妈一定要控制饮食，加强锻炼，以免生出"巨大儿"。

 预测胎宝宝体重有益处

临产前预测胎宝宝的体重，可以间接反映胎宝宝的生长发育情况，同时对即将到来的分娩时机和分娩方式的选择也具有重要的意义。但预测的胎宝宝体重与实际出生体重存在一定的差异，通常会有10%～15%的误差，因此，预测结果只能作为参考。

 如何预测胎宝宝的体重

•通过超声波预测•

公式1：$y = -4973.72 + 260.69HC$（头围）

公式2：$y = -2686.60 + 171.48AC$（腹围）

公式3：$y = -2232.56 + 747.42FL$（股骨长）

公式4：$y = -2513.51 + 1049.90FTH$（胎宝宝腿部皮下脂肪厚度）

公式5：$y = -5168.32 + 100.97HC$（头围）$+ 110.86AC$（腹围）$+ 143.09FL$（股骨长）$+ 331.43FTH$（胎宝宝腿部皮下脂肪厚度）

注：1.可以使用其中任一个公式计算，公式5的精确度最高。

2.上述公式中的单位均为厘米，得出的结果单位为克。

•通过腹围和宫高预测•

公式1：腹围×子宫底高度+200

公式2：腹围×子宫底弧长度×1.08

注：上述公式中的单位均为厘米，得出的结果单位为克。

第249天：这些事情提前安排

　　临近入院待产了，还有什么事没有安排？考虑得越详细周全越好，下面为孕妈妈列出一些待产前的注意事项作为参考。

临产前的安排事项			
1.是否将医院和医生的联系方式记录下来		是□	否□
2.是否熟记丈夫和亲人的联系方式		是□	否□
3.是否做好分娩的心理准备，如果焦虑，要向亲友倾诉或咨询医生		是□	否□
4.什么情况下要马上联系医生	（1）在没有发生宫缩的情况下，羊膜破裂，羊水流出	是□	否□
	（2）阴道流出的是血，而非血样黏液	是□	否□
	（3）宫缩稳定而持续地加剧	是□	否□
	（4）感觉胎宝宝活动减少	是□	否□
5.是否熟悉从家到医院的路程		是□	否□
6.如果在去医院的路上堵车，应选择另外哪条路线		是□	否□
7.选择什么交通工具去医院，到达医院需要多长时间	步行	是□	否□
	私家车	是□	否□
	出租车	是□	否□
	公交车	是□	否□
8.是否已经选好产后护理人员	娘家人	是□	否□
	婆家人	是□	否□
	月子中心	是□	否□
9.家里的琐事是否已经安排好		是□	否□
10.工作事宜是否已经交接完成		是□	否□

第250天：如何自我检测孕期抑郁症

怀孕后，孕妈妈的身体发生很大的改变，其中激素的变化会引起孕妈妈情绪的改变。孕妈妈长期闲适在家，没有事情做，过多的思虑和担心，可能诱发孕期抑郁症。

 伯恩斯抑郁症清单

美国新一代心理治疗专家、宾夕法尼亚大学的David D·Burns博士曾设计出一套抑郁症的自我诊断表"伯恩斯抑郁症清单（BDC）"，这个自我诊断表可帮助孕妈妈快速诊断出是否存在抑郁症。

请按符合你的情绪打分

没有0分　轻度1分　中度2分　严重3分

	悲伤	是否一直感到伤心或悲哀？	
	泄气	是否感到前景渺茫？	
	缺乏自尊	是否觉得自己没有价值或自以为是一个失败者？	
	自卑	是否觉得力不从心或自叹比不上别人？	
	内疚	是否对任何事都自责？	
	犹豫	是否在作决定时总是犹豫不决？	
BDC表	焦躁不安	这段时间是否一直处于愤怒和不满状态？	
	对生活丧失兴趣	对事业、家庭、爱好或朋友是否丧失了兴趣？	
	丧失动机	是否感觉到一蹶不振，做事情毫无动力？	
	自我印象可怜	是否以为自己已衰老或失去魅力？	
	食欲变化	是否感到食欲缺乏，或情不自禁地暴饮暴食？	
	睡眠变化	是否患有失眠症，或整天感到体力不支，昏昏欲睡？	
	丧失性欲	是否丧失了对性的兴趣？	
	臆想症	是否经常担心自己的健康？	
	自杀冲动	是否认为活着没有价值，或生不如死？	

总分：

0～4分，没有抑郁症　　　　　　5～10分，偶尔有抑郁情绪

11～20分，有轻度抑郁症　　　　21～30分，有中度抑郁症

31～45分，有严重抑郁症并需要立即治疗

第251～252天：写下你的期待

　　面对即将到来的分娩，孕妈妈的心情是不是既激动又紧张？有什么话想对即将出生的胎宝宝说吗？记录下来，作为送给胎宝宝的第一份礼物。

 宝宝，我想对你说

　　亲爱的孕妈妈，你腹中的胎宝宝虽然还未来到世界上，但你肯定做过很多梦，对他的未来幻想了一遍又一遍，你一定对他有许多的期待，那就把你对胎宝宝所有的期待写在这里，作为你送给他的第一份人生礼物。写出你的心声，用文字来表达你浓浓的母爱。

PART 10

第十个月：宝宝，我们一起加油

第253天：胎宝宝的头完全入盆了

进入孕37周，意味着孕妈妈已进入了怀孕的最后阶段，胎宝宝还在继续生长。

胎宝宝的发育

37周的胎宝宝仍然在生长，本周胎宝宝身长51厘米左右，体重约3000克。胎宝宝的头现在已经完全入盆，如果此时胎位不正常，胎宝宝自行转动胎位的机会就已经很小了。如果医生发现这样的情况，通常会建议采取剖宫产。胎宝宝这时候的头发已经长得又长又密了，不必对头发的颜色或疏密过于担心，宝宝出生后随着营养的补充，头发会自然变得浓密光亮。

孕妈妈的变化

孕妈妈的体重增加了11.5~15千克，在此阶段可能多数孕妈妈已经不注意体重的增加了。本周过后，孕妈妈可能会有"见血"的现象，即子宫颈变软及变薄后，黏液栓塞会和血液混合流出阴道，此种出血是一种正常的现象，是子宫颈为分娩做准备而扩大，表示接近分娩的开始，不需太过担心。羊水体积有所减少，宫缩频率继续增加。

小贴士

1.按摩乳房进行护理，以软化乳房，使乳头和乳晕的皮肤强韧，保持乳腺畅通，为产后顺利哺乳做准备。

2.高龄初产妇应根据产妇自身情况来确定分娩方式，如果产妇无妊高征等并发症，宫缩良好，胎位正常，最好是以阴道助产分娩为主。

240

第254天：蓄积能量，食用补益食物

临产前这一个月，是营养素和能量积蓄的冲刺阶段。胎宝宝要储存营养素，为出生后独立生存和生理需求做好准备。孕妈妈也要为分娩时消耗的能量和产后哺乳做好营养储备。

进入待产期，积蓄能量

进入妊娠第十个月，就意味着进入了收获的"季节"，孕妈妈要补充一些易消化、营养丰富、有补益作用的膳食，以便能够更好地为即将到来的分娩蓄积足够能量，迎接胎宝宝的到来。同时，孕妈妈还可以吃一些淡水鱼，促进乳汁分泌，提前为宝宝准备营养充足的初乳。

孕妈妈隆起的腹部使胃肠容易受到压迫，可能会出现便秘或腹泻的症状，所以一定要做到少食多餐。

豆浆炖羊肉

材料准备

羊肉200克，淮山药100克，豆浆200毫升，植物油、盐、姜各少许。

做法

1. 将淮山药去皮切片，羊肉洗净切成片。
2. 将山药、羊肉和豆浆一起倒入锅中，加清水适量，再加植物油、盐、姜，上火炖2小时即可。

第255天：坐骨神经痛的来袭

对孕妈妈来说，做母亲的期待无疑是一种美妙的感觉，然而在十月怀胎的过程中，孕妈妈可能或多或少地遭遇这样那样的疼痛。当看到宝宝平安降临的那一瞬间，一切的付出都是值得的。

如果胎头压在孕妈妈的坐骨神经上，孕妈妈就会有疼痛、麻木，甚至伴随着针刺样的感觉，刚开始可能是在臀部，后来会放射到大腿。然而随着胎宝宝体位发生改变，疼痛也许会突然消失，这种现象就是坐骨神经痛。

 ## 劳逸结合防疼痛

预防坐骨神经痛的关键在于劳逸结合，就是尽量让自己舒服。避免做剧烈的体力活动，尤其在临产前的几个月，再勤快的孕妈妈，这时也要学会"偷懒"。

平时最好采用侧卧位睡觉，仰卧时也要在膝关节下面垫上枕头或软垫；不要走太多的路，即使去公园，每次散步半个小时就可以了，更不能长时间逛商场，此外，千万不能穿高跟鞋。坐公车、地铁时别害羞，主动向年轻人要座位，周围的人一定会支持你。天气过热时最好坐出租车出行，办公室冷气太冷时孕妈妈一定要保护好自己的双足和双腿，双足和双腿着凉可能诱发坐骨神经痛。

第256天：你是高龄产妇吗

虽然高龄产妇所怀的宝宝先天愚型和畸形等先天异常的发病率要相对高一些，但80%～90%的高龄初产妇，还是会生出健康的新生儿，所以做好孕期检查对于高龄产妇来说非常重要。

如何界定高龄产妇

现在医学上把年龄超过35岁才第一次分娩的产妇称为高龄初产妇。

高龄产妇易发病症

•容易发生难产•

随着年龄的增大，柔软的阴道弹性会减低，特别是子宫颈管会逐渐变得较难张开；同时，子宫肌肉的收缩力也会减弱。另外，年纪越大，阵痛也较弱，分娩时间会较长，这些情况都容易造成难产。年龄大的不利影响，并不仅限于初产妇，经产妇也可能发生同样的情况。

•易发生妊高征•

由于高龄产妇的身体调节能力减弱，应对各种变化，机体负担的能力也相应减弱，易发生妊高征及其他妊娠并发症，发生后应对能力也较弱，易使母子健康分别受到一定影响。

第257天：分娩产程1

疼痛的第一产程，坚持就是胜利。

 分娩的进程

| 分娩的征兆 | 1.阵痛 2.破水 3.见红 | → | 入院 | 入院可以轻轻沐浴，但破水情况出现后则应当禁止。 | → | **安装分娩监视装置** 安装分娩监视装置，可以详细观察到子宫收缩和胎宝宝心脏节律。 |

片刻的休息 → 子宫口全部张开（约10厘米）

↓

进入分娩室

子宫口张到8～10厘米之前，在阵痛室等待随时入产房。

若分娩室与阵痛室不是同一房间的话，这时就要进入到分娩室了。

 分娩第一期

在第一期中，子宫收缩每隔5～10分钟发生一次，每次持续30～60秒，被称作准备期；2～4分钟一次，持续45～60秒收缩，痛感变得强烈的过程被称作进行期。在进行期时，会感到痛不可耐，甚至呼吸困难，但还是尽量在呼吸法辅助下进行深呼吸，放松身心，保持良好状态。这时，宝宝按照阵痛的节奏，顺着骨盆往下去，使子宫逐渐张开。

第258天：分娩产程2

关键的第二产程，与医生密切配合。

 ## 阵痛缓解方法

抱住枕头放松。　　　　按摩背部和腹部。　　　用手掌进行全身按摩。

 ## 分娩第二期

　　子宫口张到10厘米或是全开，到宝宝从母体中娩出叫作分娩第二期。随着阵痛的波动，弓起背来，收着上下颚，憋住气，在肛门处向外使劲。阵痛的波动缓和时，停止使劲，全身放松。宝宝的头出来后又缩了回去，这种状态叫作排临状态。再使一把力，会阴就会完全伸展，可以完全看到宝宝的头部，这叫作发露。在这时停止憋气使劲，换成浅浅的短短的呼吸。宝宝的头部完全露出后，两肩也会先后出来，然后就全身脱离母体了。

第259天：分娩产程3

分娩进行到收尾的第三产程，孕妈妈终于轻松了。

 ## 分娩第三期

宝宝出生后，阵痛的感觉一瞬间就消失了，几分钟后又出现轻微的阵痛。这时，完成使命的胎盘随着子宫的收缩向外排出。

 ## 产后妈妈要做的事

•导尿•

在产后有尿意时，插入导尿的细管导尿。没有尿意的话，在出院前也要进行导尿处置。

•产后检查•

胎盘排出后，检查子宫中有无残留物，产道是否受损。此外，检测血压、脉搏和心跳。

•产床专用卫生巾•

将腹部用消毒棉清洁后，用产床专用卫生巾卷起腹带。

第260天：胎宝宝的皮肤变光滑了

到本周，胎宝宝已经完全发育好了，具备了在母体外独立生存的能力，胎宝宝随时都会健康出生。

胎宝宝的发育

38周的胎宝宝身长约52厘米，体重约3200克。胎宝宝的头现在已经完全入盆，头部在盆内摇摆，周围有骨盆的骨架在保护，这样会很安全。这样的位置也有利于胎宝宝有更多的空间放自己的胳膊和腿。现在胎宝宝身上覆盖的一层细细的绒毛和大部分白色的胎脂逐渐脱落，胎宝宝的皮肤开始变得光滑。脱落的物质和分泌物会随着羊水吞入胎宝宝的肚子里，储存在肠道中，在宝宝出生后形成黑便而排出体内。

孕妈妈的变化

孕妈妈可能又开始经历腿部水肿，这是怀孕必经之路，尤其是在孕晚期。尽管如此，如果是手、脸水肿或是突发的严重脚部、脚踝水肿，孕妈妈还是要尽快咨询健康管理师。这很可能是患上妊娠高血压综合征的表现。由于宝宝进入骨盆，膀胱受到挤压，孕妈妈不得不增加去卫生间的次数。在表示分娩的真正的子宫收缩之前，孕妈妈会经历假阵痛收缩。

第261天：促进乳汁分泌食谱

为了宝宝出生后能够喝上妈妈香甜的乳汁，孕妈妈在临产前就应该进补能够促进乳汁分泌的营养物质。

莲籽薏米炖猪骨

材料准备

猪蹄、猪排骨、鸡骨架共1500克，白菜适量，海米少许，盐、鸡精、料酒、姜片、葱花、花椒各少许。

做法

1. 将猪蹄、排骨、鸡骨架用温水洗净，放入锅内，加水烧开，撇去浮沫，放入葱花、姜片、花椒、料酒，用急火连续煮2小时~3小时，直至汤汁呈乳白色，浓香扑鼻时捞出骨头。

2. 将浸泡好的海米放入汤锅内，把白菜切成小块，也放入锅内，用大火煮熟，加盐、鸡精，搅匀即成。

发菜鸡茸蛋汤

材料准备

水发发菜80克，鸡蛋皮110克，鸡肉茸150克，料酒、葱姜汁各20克，高汤适量，盐3克，鸡精1克，芝麻油5克。

做法

1. 鸡肉茸内加入葱姜汁、料酒、盐，向同一方向充分搅匀，均匀地抹在鸡蛋皮上，上面铺上发菜，卷成卷。

2. 将腌制好的发菜鸡茸蛋卷放入容器内，入蒸锅蒸至熟透取出，黄瓜洗净切丝，蒜剁成蒜泥，葱切末。

3. 将蒸好的鸡茸蛋卷横切成片，放入汤碗内，锅内加入葱姜汁、高汤、余下的料酒、盐烧开，加鸡精，出锅倒入蛋卷碗内，淋入芝麻油即可。

第262天：自然分娩好处多

自然分娩时有仰卧、侧卧、半坐、站立、蹲等多种姿势，但还是要以孕妈妈感觉舒适且能用上力的姿势为准。

自然分娩对妈妈的好处

1.胎宝宝经过阴道娩出时，孕妈妈腹部阵痛会刺激垂体分泌一种叫作催产素的激素，这种激素不但能促进产程的进展，还能促进产后乳汁的分泌，同时促进母子感情。

2.自然分娩虽经过十余小时的产痛，但宝宝一生出，立刻觉得十分轻松，很快能下地活动，大小便自如，饮食、生活也很快恢复正常，可以有充沛的精力照顾宝宝。

3.自然分娩住院时间短，母婴产后最多3天就可出院，方便家人的照顾，更有利于产后的恢复。

自然分娩对胎宝宝的好处

1.自然分娩时子宫收缩，会促使胎宝宝肺部迅速产生一种叫作肺泡表面活性物质的磷脂，使宝宝出生后肺泡有弹力，容易扩张，能很快建立自主呼吸。

2.自然分娩时母体会把免疫球蛋白G传给胎宝宝，因此，顺产的新生儿往往比剖宫产的新生儿具有更好的免疫功能。

3.胎宝宝在产道内受到痛觉、味觉和触觉的锻炼，可有效促进胎宝宝前庭功能和大脑的发育，对将来的性格形成和运动、智能的发育都有好处。

第263天：可能无法避免的剖宫产

有些孕妈妈选择剖宫产仅仅是因为害怕疼痛，完全不考虑可能带来的后果。剖宫产毕竟是一种手术，对身体的伤害很大，所以能避免要尽量避免。

 ## 剖宫产对孕妈妈的影响

1.剖宫产比自然分娩失血量大。

2.手术过程中可能会损伤子宫或其他脏器器官，手术后容易引起伤口感染。

3.术后恢复较慢，容易出现盆腔内组织粘连、腹腔感染等情况，而且宫外孕和泌尿生殖系统疾病的发病率也较高。

4.手术后子宫会留下瘢痕，如果再次怀孕，很容易发生子宫破裂。

 ## 这些情况需要进行剖宫产

1.35岁以上的初产妇。

2.产道异常，如骨盆畸形、骨盆狭窄、骨盆与胎头不相称等。

3.重度妊娠并发症，如妊娠高血压综合征、妊娠糖尿病、心脏病、慢性肾炎等。

4.临产前宫缩无力，使用催产素无效，或产前发生严重出血。

5.产程迟滞（超过20小时）或停止，胎宝宝从阴道娩出困难。

6.胎宝宝过大、胎位不正或宫内窘迫、缺氧，经治疗无效。

第264天：了解无痛分娩

我们通常所说的"无痛分娩"，在医学上其实叫作"分娩镇痛"。是用各种方法使分娩时的疼痛减轻甚至使之消失。目前使用的分娩镇痛方法通常有两种：一种方法是药物性的，另一种方法是非药物性的。

 ## 无痛分娩的种类

•电击镇痛•

通过贴在皮肤上的电极向表皮神经发出间歇性刺激，从而阻断疼痛信号向大脑的传递，达到镇痛效果。这种方法很方便，从分娩一开始就可以使用，对产妇和宝宝都无不良影响，但镇痛效果相对较差。

•硬膜外麻醉•

硬膜外麻醉是医生在产妇的腰椎硬膜外腔放置药管，药管中麻醉药的浓度大约只有剖宫产的1/5，所以安全性很高。一般麻醉10分钟左右，疼痛就开始降低，是目前大多数医院普遍采用的镇痛方法。

 ## 不是所有孕妈妈都适合无痛分娩

有以下情况的孕妈妈不适合无痛分娩。

1.产前出血。

2.低血压。

3.患有败血症、凝血功能障碍。

4.背部皮肤感染，腰部感染，让麻醉无法实施。

5.有心脏病且心功能不全的产妇。

6.有胎位不正、前置胎盘、胎心不好、羊水异常、产道异常、胎宝宝发生宫内缺氧等情况。

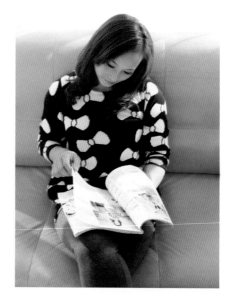

第265~266天：准备孕妈妈待产包

不要担心待产包里的东西准备得不够，即使缺一两样，让家人临时准备也是来得及的。

物　品	要　求	数量
妈妈用品	哺乳式文胸	2~3件
	开襟睡衣、外衣	各1套
	防溢乳垫	1盒
	束腹带	1条
	内裤	3~5条
	吸奶器	1个
	毛巾	3条
	纱布、卫生纸	若干
	产妇卫生巾	1包
	水盆	2个
	牙具、餐具	各1套
	护肤品	1套
宝宝用品	包被	1条
	宝宝衣服	2套
	围嘴	2个
	奶粉	1袋/罐
	奶瓶	1个
	奶瓶消毒器	1套
	纸尿裤、宝宝专用湿巾	各1包
	护臀霜	1支

第267天：胎宝宝安静下来

孕39周的胎宝宝已经准备好与爸爸妈妈见面了！他的所有器官已发育成熟。

胎宝宝的发育

39周的胎宝宝身长约53厘米，体重3200～3400克。随着现在营养给予的提高，宝宝出生时体重越来越重，有的宝宝出生时体重可达4000克以上。通常情况下，男孩出生时的体重会比女孩重一些。胎宝宝在本周的活动越来越少了，似乎安静了很多，这难免加重你的担忧，这都是正常现象，不必担心。胎宝宝活动减少的原因主要是因为他的头部已经固定在骨盆中，随着头部的下降，胎宝宝便会来到这个世界上。

胎宝宝的体重在本周会继续增加，脂肪的储备会让他在出生后进行体温调节。此时胎宝宝身体各器官都发育完成，肺是最后一个发育成熟的器官，通常是在宝宝出生后几个小时内肺才建立起正常的呼吸方式。

孕妈妈的变化

孕妈妈在这几周中会感觉很紧张，心情烦躁焦急，这都是正常现象。同时孕妈妈会感觉身体越来越沉重，因此要小心活动，避免长时间站立，洗澡的时候避免滑倒。好好休息，密切注意自己身体的变化，随时做好临产的准备。

第268天：待产过程孕妈妈要做的事

当出现了分娩的信号之后，孕妈妈就需要进入下一个阶段，开始准备待产。那么，孕妈妈需要做哪些事情呢？

 ## 待产时少食多餐

初产妇的平均产程为12小时，少数产妇的总产程可达到16～20小时。因此，孕妈妈在待产过程中既不能过于饥渴，也不能暴饮暴食，应少量多次进食，吃高热量易消化的食物，并注意摄入足够的水分，以保证有充沛的精力及体力在胎宝宝娩出过程中用力。

 ## 按时排尿和排便

临产时，产妇每2～4小时小便一次，以免膀胱充盈，影响子宫收缩及胎头下降。特别强调在第一产程早期按时排解小便。这是因为第一产程早期占整个产程的时间最多。如果在此期间未按时解小便，到第一产程晚期，由于胎头下降压迫膀胱，造成排尿困难，常需通过导尿来排空膀胱，容易造成泌尿系统感染。由于在第一产程初期进行过洗肠，产妇一般不存在排便困难。

 ## 保持适度的运动和休息

临产时，若孕妈妈宫缩不强，未破膜，可在室内适量活动，这有助于促进产程进展。初产妇在宫口接近全开或经产妇宫口开大4厘米后，则应卧床待产，以左侧卧位为好。精神紧张及宫缩频繁的产妇，应做深呼吸，千万不可大喊大叫，以免消耗体力。

小贴士

带着沉重的思想负担进入产房会使孕妈妈大脑皮层形成兴奋灶，抑制垂体催产素的分泌，使分娩不能正常进行。其实只要宝宝平安降生，生男孩还是女孩都一样。千万不要对宝宝的性别过分地期盼，一旦事与愿违，可能成为产后出血的诱因。

第269天：临产前的准备运动

临产前，既需要备齐入院的物品，又要兼顾自身的身体状况，真是忙做一团。但是不管有多忙，也要稍微活动一下，做一些简单的小动作，这样可以帮助分娩顺利进行。

 有效的产前运动

孕妈妈一般都忽略产前运动，认为产后运动才最重要，能够早日恢复美好的身材。其实，适量的产前运动可帮助孕妈妈松弛肌肉和关节，而呼吸控制的练习，可促使产程顺利进行。下面介绍几种产前运动方法。

•腰部运动•

目的：分娩时加强腹压及会阴部的弹性，使胎宝宝顺利娩出。

动作：手扶椅背慢吸气，同时手臂用力，脚尖立起，使身体向上，腰挺直，下腹部紧靠椅背，然后慢慢呼气，手臂放松脚还原，早晚各做5~6次。

•腿部运动•

目的：加强骨盆附近肌肉及会阴部弹性。

动作：以手扶椅背，右腿固定，左腿做360°转动（画圈），做毕还原，换腿继续做，早晚各做5~6次。

•闭气运动•

目的：在分娩时子宫口开全后做，此运动可加强腹压，助胎宝宝较快娩出。

动作：平躺深吸两口气，努力把横膈膜向下压，如解大便状（平时在家练习时勿真的用力），每日早晚各做5~6次。

第270天：易被忽略的临产信号一

一旦受精卵在子宫里"落户"，孕妈妈身体里就充满了激素，使胎宝宝能够安心成长。子宫的肌肉放松下来，变得柔软，为胎宝宝创造了一个能伸展的"摇篮"。

子宫张开与阵痛的关系

强烈的阵痛和子宫口的开合有着相辅相成的关系。子宫口打开但是阵痛很弱，胎宝宝不会降生。阵痛变强但是子宫口没有打开，胎宝宝更不会降生。只有两个方面同时进行才会促进胎宝宝娩出。

如何对付阵痛

面对节奏越来越快的阵痛，不能恐慌。在这里为孕妈妈介绍一些对付阵痛的方法：

•盘腿坐打开骨关节•

双脚相对，双手放在膝盖上，这样不仅可以缓解阵痛，还可以打开盆骨关节，使胎宝宝顺利产下。

•抱住亲人•

坐在自己的脚上，双手抱住亲人的头。这样可以放松心情。

•抱住椅子靠背坐着•

像骑马一样坐在椅子上，双腿分开，双手抱住靠背，低头。如果医院有能摇晃的椅子，前后摇动，可以缓解疼痛。

•扭腰•

慢慢地扭腰可以促进分娩、缓解阵痛。双脚分开与肩宽，一边深呼吸、闭上眼睛，一边唱歌，左右大幅度地慢慢扭腰。

第271天：易被忽略的临产信号二

因为子宫收缩，胎宝宝的头开始下坠入盆，胎膜和子宫壁逐渐分离摩擦就会引起血管破裂而出血，则就是俗称的见红。通常是粉红色或是褐色的黏稠液体，或是分泌物中的血丝。

 ## 什么是见红

胎宝宝在腹部有了动静，想要挣扎着脱离母体，包裹着胎宝宝的羊膜摩擦着子宫的内壁（特别是胎宝宝头部的位置是很容易出血的区域），摩擦会导致子宫内壁破裂出血，这就是人们常说的"见红"。

见红不是要分娩了

每个人的生理情况不同，见红只是阵痛将要开始的征兆，见红出现后4~5天内才会分娩。特别是第一次分娩的孕妈妈，见红后不会马上就分娩的，要保持好的心情，积极、耐心地等待，正常进食，保证睡眠，保持体力。

出血和见红的区别方法

是否为黏稠的状态：见红时流出的血混合着黏液，而出血不混合黏液。

是否疼痛：若疼痛十分强烈，可能有特殊情况，应马上去医院检查，如果不能动，要叫救护车。

是否能马上止住：出血后1~2天内还没有停止，就要尽早去医院检查是否是由于其他原因引起的。

出血量是否很多：如果比月经出血量多，并且用卫生巾的量比平时多的话，就要马上和医院联系。

第272天：易被忽略的临产信号三

破水是指羊膜破裂，羊水流出的现象。正常的分娩是在子宫口开大的过程中或子宫口开全、胎宝宝进入产道时才会开始破水。

破水才是要分娩了

破水就是包裹胎宝宝的子宫内羊膜破裂后，羊水从阴道流出。破水是分娩的必要条件。

前期破水：是指没有任何预兆，羊水就像尿液一样流出来。前期破水的时候应预防发生下列并发症：脐带脱出、感染发炎、胎盘剥离、早产。其中脐带脱出最危险，但发生的概率只有0.3%～0.6%。

高位破水：因为接近子宫底部的地方破了，只有少量的羊水流出，流出的一瞬间和尿液是很难区分的。和尿液不同的是孕妈妈无法自己控制羊水排出，如果感到"有什么东西"排出来了，就要尽早地去医院诊察。

•破水后不能做的事•

不许洗澡：为防止细菌感染胎宝宝，不要入浴，直接去医院。

不要慌乱：乱中容易出错，一定要告诉自己，"破水是分娩必须经过的过程之一，我一定能行"，每个人的情况是不一样的，在什么时间段破水，因人而异，因此不必慌张。

第273天：易被忽略的临产信号四

临产前身体总会出现一些小异样，这是胎宝宝在发出他即将降临人世的信号，因此，孕妈妈一定要细心，时刻做好生产的准备。

腰酸腹胀

在产期来临时，孕妈妈由于胎宝宝先露部位下降压迫盆腔膀胱、直肠等组织，常常感到下腹坠胀，小便频、腰酸等。

宫缩次数增多

更频繁、更强烈的子宫收缩，可能表明已进入临产前期了。在这个过程中，子宫颈成熟了，已经准备好进入真正的分娩。这期间，有些孕妈妈会经历类似月经期的绞痛。有时候随着真正分娩的临近，宫缩会变得相对疼痛起来，而且每隔10～20分钟就会发作一次，让你觉得自己是不是马上就要生了。但是如果收缩没有变得更长、更剧烈、一次与一次之间的距离更接近，那么你所感觉到的可能是"假临产"。

胎头下降

在分娩开始前的几周内，孕妈妈可能会体验到一种"胎宝宝下坠"的感觉。这时候孕妈妈也许会感到骨盆部位的压迫感加重，并注意到胸廓下方的压力减轻，呼吸更顺畅，腹部比以前舒服多了，食量也有所增加。

第274天：胎宝宝在做出生前的努力

经过了漫长的270多天，你很快就能见到宝宝了，把他抱在怀里，亲亲他的小脸蛋，那时，你就会感到，为了这个小天使，你所有的付出、艰辛都是那么的值得。

 胎宝宝的发育

40周出生的宝宝平均体重为3.3～4千克，身长大概有51厘米。不要认为刚生出来的宝宝像洋娃娃那么可爱，新生儿头部通常都是暂时畸形的（通过产道时挤压所致），浑身覆盖着胎脂和血液，还可能肤色不匀，有胎记或皮疹，这些异常都是正常的。

 孕妈妈的变化

最后一周，孕妈妈宫高36～40厘米。此时胎宝宝所处的羊水环境也有所变化，原来的羊水是清澈透明的，现在由于胎宝宝身体表面绒毛和胎脂的脱落，及其他分泌物的产生，羊水变得有些混浊，呈乳白色。胎盘的功能也逐渐退化，直到胎宝宝娩出，胎盘即完成了它的使命。

分娩时宝宝的脑袋先出来，当孕妈妈感到宝宝的头正在使劲撑开产道时，千万不要冲动，停止用力，以免增加撕裂的痛苦，甚至需要做外阴侧切手术。其实这种激烈的疼痛只会持续很短的时间，由于宝宝的头撑开了阴道组织，以至于神经受到"封锁"——也就是天然的麻醉。

小贴士

1. 大多数的胎宝宝都将在这周降临，但真正能准确地在预产期出生的婴儿只有5%，提前或推迟两周都是正常的。

2. 分娩时宝宝的脑袋先出来，当妈妈感到宝宝的头正在使劲撑开产道时，千万不要冲动，停止用力产出婴儿，以免增加撕裂的痛苦。

第275天：分娩当天怎么吃

待产的过程中既要注意不能过于饥渴，也不能暴饮暴食，要少食多餐，这样才能一直保持较好的体力。

 ## 分娩当天不能敷衍了事

分娩这一天是相当忙乱的，当孕妈妈的身体发出即将分娩的警报，家人都会乱成一团，大家都只关心宝宝能否顺利降生，很可能会忽略了孕妈妈要吃些什么。

一般情况下，产程需要12小时左右，分娩前可以吃一些易消化吸收、少渣、可口味鲜的食物，如排骨面条、牛奶、酸奶、巧克力等，要吃好、吃饱，为自己积攒足够的能量。否则就可能会身体疲劳，引起宫缩乏力、难产、产后出血等危险的情况。

 ## 饮食要清淡、稀软

分娩后当天的饮食应稀、软、清淡，以补充水分，易消化为主。可以先喝一些热牛奶、粥等。牛奶不仅可以补充水分，还可以补充妈妈特别需要的钙。粥类甜香可口，有益于脾胃，妈妈在这天不妨多喝一些。

第276天："听懂"助产医生的话

以前不常听说的分娩用语，如果在分娩的过程中突然听到医生说会不明白，所以在这里事先讲解一下，让孕妈妈有心理准备。

分娩用语集锦

•会阴侧切•

会阴延伸将要裂伤或者胎宝宝的情况变坏的时候，为尽早娩出胎宝宝，这时用剪刀将会阴部切开，进行局部麻醉，产后缝合。

•恶露•

产后，包裹胎宝宝的羊膜和子宫内膜在分娩时出的血和残留物一起排出来。产后当天还会有大量的血流出，之后减少，颜色由茶褐色变为黄色，最后变为白色，一个月后复诊就会没有了。

•人工破膜•

临近分娩，子宫口将要打开的时候，包裹胎宝宝的羊膜破裂，羊水流出。这时如不能自然破水，医生会用小镊子弄破羊膜，这叫人工破水。

•过度换气综合征•

过度换气综合征，引起身体内氧气量增加，会导致头脑发木、手脚发麻，容易引起急促呼吸。

•骨产道•

软产道（子宫颈管，阴道部分）和骨产道一起被称为产道。骨产道因为有骨头，在分娩的时候不易扩张。根据骨盆的形状，内径的宽度，胎宝宝头的大小，来判断是否需要剖宫产。

第277天：轻松面对分娩

分娩对女性来说是生命的一个里程碑，也是最激动人心的时刻。分娩是一种痛并快乐的经历，轻松面对分娩，迎接宝宝的到来。

 ## 不怕难产

大多数孕妈妈对分娩无经验、无知识，对宫缩、见红、破膜害怕、紧张，不知所措，怕痛、怕出血、怕胎宝宝意外，导致厌食失眠。是顺产还是难产，一般取决于产力、产道和胎宝宝自身3个因素。对后两个因素，一般产前都能作出判断，如果有异常发生，肯定会在产前决定是否进行剖宫产。所以，只要产力正常，自然分娩的希望很大。如果每天担心自己会难产，势必会造成很大的心理负担，正确的态度是调动自身的有利因素，积极参与分娩，即使因为特殊的原因不能自然分娩，也不要情绪沮丧，还可以采取其他分娩方式。

 ## 远离产前焦虑

临产前焦急与等待、期盼与担心矛盾交织，很多孕妈妈既渴望早一天见到宝宝，又会为分娩时宝宝或自己是否受到伤害而担心，过度的焦虑与担心会影响孕妈妈的睡眠与休息，引发妊娠高血压综合征，会增加分娩的困难，甚至导致难产。这些不良的心理状况需要与产科医生、心理医生及时沟通，得到丈夫及家人的关爱也是保持孕妈妈良好精神状态的重要支柱。

第278天：准爸爸助产，孕妈妈放松减压

陪产时准爸爸要表现得沉着、冷静、有耐心，并且及时和医护人员沟通，这样才能对孕妈妈的自信心起到积极的推动作用。

 脖子减压

孕妈妈仰卧在床上，丈夫双手轻柔地托起孕妈妈的脖子，然后慢慢放下，反复进行数次。

 肩部减压

孕妈妈挺直腰背站立，双脚与肩同宽，肩部尽量向上耸起，然后缓慢放松落下，反复进行数次。

 背部减压

孕妈妈侧卧在床上，丈夫用双手在孕妈妈背部沿着脊柱由上而下地滑动。注意力道应适中，太强的力道会使孕妈妈肌肉紧张，太弱又会使孕妈妈感到酥痒。

 腹部减压

让孕妈妈盘腿坐在地上或垫子上，丈夫坐在她身后，将手放在孕妈妈的腹部，轻轻地绕着腹部画圆，用手指做腹部按摩。

 大腿减压

孕妈妈仰卧在床上，丈夫用手指在孕妈妈的大腿内侧画圆，反复进行数次。一只手握住孕妈妈的一条腿的膝盖，另一只手握住脚踝，按照膝盖关节运动的方向将孕妈妈的腿反复屈曲、伸直，另一条腿做重复的动作。

第279天：产后3天的注意事项

自然分娩后的3天一般是在医院度过，以便观察是否有异常情况。如果一切正常，3天后就可以出院了。

尽早哺乳

产后乳房充血膨胀明显，分娩半小时后就可以让宝宝吮吸乳头，尽早建立催乳和排乳反射，刺激乳汁的分泌，让宝宝喝到珍贵的初乳。产后1～3天，妈妈可根据宝宝需求和涨奶情况每1～3小时哺乳一次，哺乳姿势可采取侧卧位。

尽早排尿

产后8～12小时就可以自行如厕排尿。如果产后8小时以上仍然不能自主排尿，应及时联系医生进行导尿。

尽早下床活动

正常分娩的妈妈在产后8小时左右就可以下床走动，会阴撕裂严重或做会阴侧切的妈妈在产后12小时也可以下床活动。要注意不要受凉，避免直接吹冷风。

第280天：分娩是一种幸福的痛

十月怀胎虽然艰辛，但艰辛中藏着欣喜和幸福。在所有的痛苦中，分娩的痛是种令人幸福的痛！这首分娩的诗歌送给所有的妈妈或即将做妈妈的女性。

分娩

分娩，使生命走向辉煌
做母亲，让女人完整
痛苦与幸福同时存在
降生的那一刻就注定
一切成果一头系在幸福
另一头系在痛苦
——撕心裂肺的痛苦
划破产房里一丝丝的血腥
我听见了，从久远的年代传来
那是一种裂帛的惨叫
伴随着电闪雷鸣，凄风苦雨
每一个稚嫩的生命
都降生在母亲无助的痛苦之中
有了母亲，出世的那一刻
每一个幼小脆弱的生命
不会躺在泥水里，也不会匍匐
冰天雪地
母亲会把儿女揽在怀里
尽管母亲还在流血，还在痛苦
中挣扎……
懵懂的小生命会以笑靥报答
母亲

尽管还不谙世事，也分辨不清
赤橙黄绿青蓝紫
他的梦里却已经有了颜色
母亲，是橘黄色的温情，粉红
色的呓语
尽管人类从蒙昧的时代走来
分娩却还例行着亘古不变的
过程
不管是顺产还是难产，母亲要
承受一切
体会着那种幸福的痛……

孕期的产检时间

产检频率	每月一次					每2～4周一次					每周一次			
产检次数	1	2	3	4	5	6	7	8	9	10	11	12	13	14
产检时间	4～6周	12周	16周	20周	24周	28周	30周	32周	34周	36周	37周	38周	39周	40周

	产检内容
第一次产检	1.确认怀孕，了解病史及妊娠史；2.例行检查；3.超声波检查：确认怀孕周数以及是否为宫外孕等
第二次产检	1.例行检查；2.听胎心；3.查白带
第三次产检	1.例行检查；2.产科检查；3.14～20周进行唐氏筛查
第四次产检	1.例行检查；2.产科检查；3.超声波检查：对胎宝宝的生长发育进行评估
第五次产检	1.例行检查；2.产科检查；3.24～28周进行妊娠糖尿病筛查
第六次产检	1.例行检查；2.产科检查；3.水肿检查
第七次产检	1.例行检查；2.产科检查；3.水肿检查；4.梅毒病毒、风疹、乙肝检测；5.超声波检查：筛查胎宝宝表面畸形、心脏及各器官发育情况
第八次产检	1.例行检查；2.产科检查；3.水肿检查
第九次产检	1.例行检查；2.产科检查；3.水肿检查；4.骨盆检查
第十次产检	1.例行检查；2.产科检查；3.水肿检查
第十一次产检	1.例行检查；2.产科检查；3.水肿检查；4.复查血尿常规、肝功能等项目；5.估测胎宝宝大小及观察发育情况、羊水、胎盘情况；6.多普勒胎心监护
第十二次产检	1.例行检查；2.产科检查；3.水肿检查；4.多普勒胎心监护
第十三次产检	1.例行检查；2.产科检查；3.水肿检查；4.多普勒胎心监护
第十四次产检	1.例行检查；2.产科检查；3.水肿检查；4.多普勒胎心监护；5.安排分娩相关事宜

例行检查：体重、身高、血压　　产科检查：腹围、宫高、胎位、血常规、尿常规

孕期正常参数表

胎宝宝身体状况

孕周	双顶径（平均值）/厘米	腹围（平均值）/厘米	股骨长（平均值）/厘米
16周	3.62±0.58	10.32±1.92	2.10±0.51
18周	4.25±0.53	12.41±1.89	2.71±0.46
20周	4.88±0.58	14.80±1.89	3.35±0.47
22周	5.45±0.57	16.70±2.23	3.82±0.47
24周	6.05±0.50	18.74±2.23	4.36±0.51
26周	6.68±0.61	21.62±2.03	4.87±0.41
28周	7.24±0.65	22.86±2.41	5.35±0.55
30周	7.83±0.62	24.88±2.03	5.77±0.47
32周	8.17±0.65	26.20±2.33	6.43±0.49
34周	8.61±0.63	27.99±2.55	6.62±0.43
36周	8.81±0.57	29.44±2.83	6.95±0.47
38周	9.08±0.59	30.63±2.83	7.20±0.43
39周	9.21±0.59	31.34±3.12	7.34±0.53
40周	9.28±0.50	31.49±2.79	7.40±0.53

孕妈妈身体状况

孕 周	腹围下限/厘米	腹围上限厘米	标准值/厘米
20周	76	89	82
24周	80	91	85
28周	82	94	87
32周	84	95	89
36周	86	98	92
40周	89	100	94

孕妈妈宫底高度

孕 周	手测宫高	尺测宫高/厘米
12周	耻骨联合上2~3横指	——
16周	脐耻之间	——
20周	脐下一横指	15.3~21.4
24周	脐上二横指	22.0~25.1
28周	脐上三横指	22.4~29.0
32周	脐剑之间	25.3~32.0
36周	剑突下二横指	29.8~34.5
40周	剑脐之间	33.0~34.5

产后一周生活指导

❶ 产后第一天

产后第一天，新妈妈由于刚睡过一觉，疼痛缓解了，一般在产后8小时左右即可在医生的指导下开始步行。这时乳房会充血肿胀，可由护士进行授乳指导和乳房按摩的指导，试着初次哺乳。从这时起，应在床上做子宫按摩。可穿腹带或紧腰衣，这对促进腹壁弛缓的恢复，促进子宫收缩等都是很有益的。

❶ 产后第二天

产后第二天，新妈妈已消除了分娩后的疲劳，这时宝宝也要吃奶了。为了使母乳能很好地分泌，新妈妈在分娩后第二天到一周内的这段时间，应该对乳房进行充分的按摩，因为这个时间按摩，效果较好。

按摩的要领

1．将毛巾在热水中浸泡后拧干，敷在乳房周围5分钟。

2．在乳房周围，从内向外轻轻按摩。

3．从乳头周围向乳头中心进行揉搓。

4．按摩的范围要更大些。

5．用5根手指围住乳晕，做给宝宝喂奶时的挤压动作，反复做几次。

❶ 产后第三天

新妈妈最迟应在产后第三天排大便，如果便秘，必须灌肠。

❶ 产后第四天

产后第四天，新妈妈应该开始自己清洗恶露了，并且尽量喂宝宝母乳。

做剖宫产手术的新妈妈现在也可以开始步行了，但不必勉强。

❶ 产后第五天

产后第五天，有会阴撕裂而缝合的应拆线，但拆线后1～2天不要用力。新妈妈还应验尿，测量血压和体重。

❶ 产后第六天至第八天

产后第六天至第八天出院。这时宝宝的脐带已自行脱落，如果没有特别异常，新妈妈就可以出院了。

对于新妈妈来说，这是产后第一次外出；对宝宝来说，是出生后第一次和外界接触。所以乘车走路都要十分小心。

271